拜德雅
Paideia
精神分析先锋译丛

U0295569

The Subject of Psychosis

A Lacanian Perspective

Stijn Vanheule

[比]斯蒂恩·范霍勒　著

贺　罡　译

拉康式
精神病主体

上海三联书店

目　录

图表目录　/III

总　序　翻译之为精神分析家的任务　/V

致　谢　/XIII

引　言　/XV

第1部分　第一时期：想象性认同的时期　/1

　　1　精神病作为一种想象界障碍　/3

第2部分　第二时期：能指的时期　/29

　　2　对精神病的结构性研究　/31

　　3　排除及其命运变迁　/49

　　4　研究幻觉的一种新方法　/81

　　5　探究妄想　/96

第3部分　第三时期：对象 a 的时期　/125

　　6　精神病中的对象 a 和享乐　/127

第 4 部分　第四时期：纽结时期　/157

　　7　纽结与链环逻辑中的精神病　/159

参考文献　/183

索　引　/193

图表目录

图 2.1　能指与所指　/35

图 2.2　意指的逻辑　/42

图 3.1　换喻　/52

图 3.2　能指与所指　/52

图 3.3　隐喻（Ⅰ）　/54

图 3.4　隐喻（Ⅱ）　/54

图 3.5　能指对所指的影响　/55

图 3.6　父之名隐喻　/58

图 3.7　母亲的欲望　/58

图 3.8　父之名替代母亲的欲望　/59

图 3.9　主人和奴隶之间的承认　/61

图 3.10　阳具意指的产生　/63

图 4.1　知觉的经院哲学模式　/83

图 4.2　知觉物对知觉者的影响　/85

图 5.1　自名　/109

图 5.2　施瑞伯的妄想隐喻　/121

图 6.1　大他者分裂的数元　/133

表 6.1　部分对象与对象 a 的对照　/137

图 7.1　三叶结　/164

图 7.2　博洛米环　/165

图 7.3　从博洛米环中推导出的三叶结　/169

总序：翻译之为精神分析家的任务

无意识只能通过语言的纽结来翻译。

——雅克·拉康

自弗洛伊德发现无意识以来，精神分析思想的传播及其文献的翻译在历史上就是紧密交织的。事实上，早在 20 世纪初弗洛伊德携其弟子荣格访美期间，或许是不满于布里尔（美国第一位精神分析家）对其文本的"背叛"——主要是因为布里尔的英语译本为了"讨好"美国读者而大量删减并篡改了弗洛伊德原文中涉及"无意识运作"（即凝缩与移置）的那些德语文字游戏——弗洛伊德就曾亲自将他在克拉克大学的讲座文稿《精神分析五讲》从德语译成了英语，从而正式宣告了精神分析话语作为"瘟疫"的到来。后来，经由拉康的进一步渲染和"杜撰"，这一文化性事件更是早已作为"精神分析的起源与发展"的构成性"神话"而深深铭刻在精神分析运动的历史之中。时至今日，这场精神分析的"瘟疫"无疑也在当代世界的"文明及其不满"上构成了我们精神生活中不可或缺的一部分，借用法国新锐社会学家爱娃·伊洛兹的概念来说，精神分析的话语在很大程度上已然塑造并结构了后现代社会乃至超现代主体的"情感叙事风格"。

　　然而，我们在这里也不应遗忘精神分析本身所不幸罹难的一个根本的"创伤性事件"，也就是随着欧陆精神分析共同体因其"犹太性"而在第二次世界大战期间遭到德国纳粹的迫害，大量德语精神分析书籍惨遭焚毁，大批犹太分析家纷纷流亡英美，就连此前毅然坚守故土的弗洛伊德本人也在纳粹占领奥地利前夕被迫离开了自己毕生工作和生活的维也纳，并在"玛丽公主"的外交斡旋下从巴黎辗转流亡至伦敦，仅仅度过了其余生的最后一年便客死他乡。伴随这场"精神分析大流散"的灾难，连同弗洛伊德作为其"创始人"的陨落，精神分析的话语也无奈丧失了它诞生于其中的"母语"，不得不转而主要以英语来流通。因此，在精神分析从德语向英语（乃至其他外语）的"转移"中，也就必然牵出了"翻译"的问题。在这个意义上，我们甚至可以说，精神分析话语的"逃亡"恰恰是通过其翻译才得以实现了其"幸存"。不过，在从"快乐"的德语转向"现实"的英语的翻译转换中——前者是精神分析遵循其"快乐原则"的"原初过程"的语言，而后者则是遵循其"现实原则"的"次级过程"的语言——弗洛伊德的德语也不可避免地变成了精神分析遭到驱逐的"失乐园"，而英语则在分析家们不得不"适应现实"的异化中成为精神分析的"官方语言"，以至于我们现在参照的基本是弗洛伊德全集的英语《标准版》，而弗洛伊德的德语原文则几乎变成了那个遭到压抑而难以触及的"创伤性原物"，作为弗洛伊德的幽灵和实在界的残余而不断坚持返回精神分析文本的"翻译"之中。

　　由于精神分析瘟疫的传播是通过"翻译"来实现的，这必然会牵出翻译本身所固有的"忠实"或"背叛"的伦理性问题，由此便产生了"正统"和"异端"的结构性分裂。与之相应的结果也导致精神分析在英美世界中的发展转向了更多强调"母亲"的角色（抱持和涵容）而非"父亲"的作用（禁止和阉割），更多强调"自我"

的功能而非"无意识"的机制。纵观精神分析的历史演变，在弗洛伊德逝世之后，无论是英国的"经验主义"传统还是美国的"实用主义"哲学，都使精神分析丧失了弗洛伊德德语原典中浓厚的"浪漫主义"色彩：大致来说，英国客体关系学派把精神分析变成了一种体验再养育的"个人成长"，而美国自我心理学派则使之沦为一种情绪再教育的"社会控制"。正是在这样的历史大背景下，以拉康为代表的法国精神分析思潮可谓是一个异军突起的例外。就此而言，拉康的"回到弗洛伊德"远非只是一句挂羊头卖狗肉的口号，而实际上是基于德语原文（由于缺乏可靠的法语译本）而对弗洛伊德思想的系统性重读和创造性重译。举例来说，拉康将弗洛伊德的箴言"Wo Es war, soll Ich werden"（它之曾在，吾必往之）译作"它所在之处，我必须在那里生成"而非传统上理解的"本我在哪里，自我就应该在哪里"或"自我应该驱逐本我"。在弗洛伊德的基本术语上，拉康将德语"Trieb"（驱力）译作"冲动"（pulsion）而非"本能"，从而使之摆脱了生物学的意涵；将"Verwerfung"（弃绝）译作"除权"（forclusion）而非简单的"拒绝"（rejet），从而将其确立为精神病的机制。另外，他还极具创造性地将"无意识"译作"大他者的话语"，将"凝缩"和"移置"译作"隐喻"和"换喻"，将"表象代表"译作"能指"，将"俄狄浦斯"译作"父性隐喻"，将"阉割"译作"父名"，将"创伤"译作"洞伤"，将"力比多"译作"享乐"……凡此种种，不胜枚举。拉康曾说："倘若没有翻译过弗洛伊德，便不能说真正读懂了弗洛伊德。"相较于英美流派主要将精神分析局限于心理治疗的狭窄范围而言，拉康派精神分析则无可非议地将弗洛伊德思想推向了社会思想文化领域的方方面面。据此，我们便可以说，正是通过拉康的重译，弗洛伊德思想的"生命之花"才最终在其法语的"父版倒错"（père-version）中得到了最繁盛的绽放。

回到精神分析本身来说，我甚至想要在此提出，翻译在很大程度上构成了精神分析理论与实践的"一般方法论"：首先，就其理论而言，弗洛伊德早在 1896 年写给弗利斯的名篇《第 52 封信》中就已经谈到了"翻译"作为从"无意识过程"过渡至"前意识－意识过程"的系统转换，这一论点也在其 1900 年的《释梦》第 7 章的"心理地形学模型"里得到了更进一步的阐发，而在其 1915 年《论无意识》的元心理学文章中，"翻译"的概念更是成为从视觉性的"物表象"（Sachvorstellung）过渡至听觉性的"词表象"（Wortvorstellung）的转化模型，因而我们可以说，"精神装置"就是将冲动层面上的"能量"转化为语言层面上的"意义"的一部"翻译机器"；其次，就其实践而言，精神分析临床赖以工作的"转移"现象也包含了从一个场域移至另一场域的"翻译"维度——这里值得注意的是，弗洛伊德使用的"Übertragung"一词在德语中兼有"转移"和"翻译"的双重意味——而精神分析家所操作的"解释"便涉及对此种转移的"翻译"。从拉康的视角来看，分析性的"解释"无非就是通过语言的纽结而对无意识的"翻译"。因而，在精神分析的语境下，"翻译"几乎就是"解释"的同义词，两者在很大程度上共同构成了精神分析家必须承担起来的责任和义务。

说翻译是精神分析家的"任务"，这无疑也是在回应瓦尔特·本雅明写于 100 年前的《译者的任务》一文。在这篇充满弥赛亚式论调的著名"译论"中，本雅明指出，"译者的任务便是要在译作的语言中创造出原作的回声"，借由不同语言之间的转换来"催熟纯粹语言的种子"。在本雅明看来，每一门"自然语言"皆在其自身中携带着超越"经验语言"之外的"纯粹语言"，更确切地说，这种纯粹语言是在"巴别塔之前"的语言，即大他者所言说的语言，而在"巴别塔之后"——套用美国翻译理论家乔治·斯坦纳的名著标题来说——翻译的行动便在于努力完成对于永恒失落的纯粹语言的"哀悼工作"，从而使译作成为原作的"转世再生"。如此一来，悲剧的译者才能在保罗·利柯所谓的"语言的好客性"中寻得幸福。与译者的任务相似，分析家的任务也是要在分析者的话语文本中听出纯粹能指的异声，借由解释的刀口切出那个击中实在界的"不可译之脐"，拉康将此种旨在聆听无意识回响和共鸣的努力称作精神分析家的"诗性努力"，对分析家而言，这种诗性努力就在于将语言强行逼成"大他者的位点"，对译者而言，则是迫使语言的大他者成为"译（异）者的庇护所"。

继本雅明之后，法国翻译理论家安托瓦纳·贝尔曼在其《翻译宣言》中更是大声疾呼一门"翻译的精神分析学"。他在翻译的伦理学上定位了"译者的欲望"，正是此种欲望的伦理构成了译者的行动本身。我们不难看出，"译者的欲望"这一措辞明显也是在影射拉康在精神分析的伦理学上所谓的"分析家的欲望"，即旨在获得"绝对差异"的欲望。与本雅明一样，在贝尔曼看来，翻译的伦理学目标并非旨在传递信息或言语复述："翻译在本质上是开放、是对话、是杂交、是对中心的偏移"，而那些没有将语言本身的"异质性"翻译出来的译作都是劣质的翻译。因此，如果搬出"翻译即背叛"（traduttore-traditore）的老生常谈，那么与其说译者在伦理上总是会陷入"忠实"或"背叛"的两难困境，不如说总是会有一股"翻译冲动"将译者驱向以激进的方式把"母语"变得去自然化，用贝尔曼的话说，"对母语的憎恨是翻译冲动的推进器"，所谓"他山之石，可以攻玉"便是作为主体的译者通过转向作为他者的语言而对其母语的复仇！贝尔曼写道："在心理层面上，译者具有两面性。他需要从两方面着力：强迫自我的语言吞下'异'，并逼迫另一门语言闯入他的母语。"在翻译中，一方面，译者必须考虑到如何将原文语言中的"他异性"纳入译文；另一方面，译者必须考虑到如何让原文语言中受到遮蔽而无法道说的"另一面"在其译文中开显出来，此即贝尔曼所谓的"异者的考验"（l'épreuve de l'étranger）。

就我个人作为"异者"的考验来说，翻译无疑是我为了将精神分析的"训练"与"传递"之间的悖论扭结起来而勉力为之的"症状"，在我自己通过翻译的行动而承担起"跨拉康派精神分析者（家）"（psychanalystant translacanien）的命名上，说它是我的"圣状"也毫不为过。作为症状，翻译精神分析的话语无异于一种"译症"，它承载着"不满足于"国内现有精神分析文本的癔症式欲望，而在传播精神分析的瘟疫上，我也希望此种"译症"可以演变为一场持续发作的"集体译症"，如此才有了与拜德雅图书工作室合作出版这套"精神分析先锋译丛"的想法。

回到精神分析在中国发展的历史来说，20世纪八九十年代的"弗洛伊德热"便得益于我国老一辈学者自改革开放以来对弗洛伊德著作的大规模翻译，而英美精神分析各流派在21世纪头二十年于国内心理咨询界的盛行也是因为相关著作伴随着各种系统培训的成批量引进，但遗憾的是，也许是碍于版权的限制和文本的难度，国内当下的"拉康热"却明显绕开了拉康原作的翻译问题，反而是导读类的"二手拉康"更受读者青睐，故而我们的选书也只好更多偏向于拉康派精神分析领域较为基础和前沿的著作。对我们来说，拉康的原文就如同他笔下的那封"失窃的信"一样，仍然处在一种"悬而未决／有待领取／陷入痛苦"（en souffrance）的状态，但既然"一封信总是会抵达其目的地"，我们就仍然可以对拉康精神分析在中国的"未来"抱以无限的期待，而这可能将是几代精神分析译者共同努力完成的任务。众所周知，弗洛伊德曾将"统治""教育""分析"并称为三种"不可能的职业"，而"翻译"则无疑也是命名此种"不可能性"的第四种职业，尤其是在精神分析的意义上对不可能言说的实在界"享乐"的翻译（从"jouissance"到"joui-sens"再到"j'ouis sens"），根据拉康的三界概念，我们可以说，译者的任务便在于经由象征界的语言而从想象界的"无能"迈向实在界的"不可能"。拉康曾说，解释的目的在于"掀起波澜"（faire des vagues），与之相应，我们也可以说，翻译的目的如果不在于"兴风作浪"的话，至少也在于"推波助澜"，希望这套丛书的出版可以为推动精神分析在中国的发展掀起一些波澜。

当然，翻译作为一项"任务"必然会涉及某种"失败"的维度，正如本雅明所使用的德语"die Aufgabe"一词除了"任务"之意，也隐含着一层"失败"和"认输"的意味，毕竟，诚如贝尔曼所言："翻译的形而上学目标便在于升华翻译冲动的失败，而其伦理学目标则在于超越此种失败的升华。"就此而言，译者必须接受至少两种语言的阉割，才能投身于这场"输者为赢"的游戏。这也意味着译者必须在翻译中承担起"负一"（moins-un）的运作，在译文对原文的回溯性重构中引入"缺失"的维度，而这是通过插入注脚和括号来实现的，因而译文在某种意义上也是对原文的"增补"。每当译者在一些不可译的脐点上磕绊之时，译文便会呈现出原文中所隐藏的某种"真理"。因此，翻译并不只是对精神分析话语的简单搬运，而是精神分析话语本身的生成性实践，它是译者在不同语言的异质性之间实现的"转域化"操作。据此，我们便可以说，每一次翻译在某种程度上都是译者的化身，而译者在这里也是能指的载体，在其最严格的意义上，在其最激情的版本中，精神分析的"文字"（lettre）就是由译者的身体来承载的，它是译者随身携带的"书信"（lettre），因此希望译文中在所难免的"错漏"和"误译"（译者无意识的显现）可以得到广大读者朋友的包容和指正。

延续这个思路，翻译就是在阉割的剧情内来复现母语与父法之间复杂性的操作。真正的翻译都是以其"缺失"的维度而朝向"重译"开放的，它从一开始就服从于语言的不充分性，因而允许重新修订和二次加工便是承担起阉割的翻译。从这个意义上说，翻译总是复多性和复调性的,而非单一性和单义性的,因为"不存在大他者的大他者"且"不存在元语言",因而也不存在任何"单义性"(意义对意义)的标准化翻译。标准化翻译恰恰取消了语言中固有的歧义性维度,如果精神分析话语只存在一种翻译的版本,那么它就变成了"主人话语"。作为主人话语的当代倒错性变体,"资本主义话语"无疑以其商品化的市场版本为我们时代症状的"绝对意义"提供了一种"推向同质化"的现成翻译:反对大他者的阉割,废除实在界的不可能,无限加速循环的迷瘾,不惜一切代价的享乐。诚如《翻译颂》的作者和《不可译词典》的编者法国哲学家芭芭拉·卡辛所言:"翻译之于语言,正如政治之于人类。"因此,在无意识的政治中,如果我们可以说翻译是一种"知道如何处理差异"(savoir-y-faire avec les différences)的"圣状",那么资本主义的全球化则导致了抹除语言差异的扁平化,它是"对翻译的排除,这与维持差异并沟通差异的姿态截然相反"。因而,在文明及其不满上,如果说弗洛伊德的遗产曾通过翻译而从法西斯主义的磨难中被拯救出来,那么今日精神分析译者的任务便是要让精神分析话语从晚期资本主义对无意识的驱逐中幸存下来!

最后,让我们再引用一句海德格尔的话来作结:"正是经由翻译,思想的工作才会被转换至另一种语言的精神之中,从而经历一种不可避免的转化。但这种转化也可能是丰饶多产的,因为它会使问题的基本立场得以在新的光亮下显现出来。"谨在此由衷希望这套译丛的出版可以为阐明"精神分析问题的基本立场"带来些许新的光亮。

李新雨

2024 年夏于南京百家湖畔

致　谢

这本书的创作灵感来源于我在根特大学（Ghent University）介绍拉康精神分析治疗精神病原则的系列讲座。当涉及拉康1959年的文章《论精神病任何可能治疗的先决问题》（On a Question Prior to any Possible Treatment of Psychosis）时，学生们的热情及其不断地试图理解此文的困扰，迫使我每年都要尽可能清晰又贴近原始文献地对拉康关于精神病的观点进行解释。

"［这会］对你的职业不利！"——许多同事和朋友［以这种方式］支持我写作这本书。保罗·沃黑赫（Paul Verhaeghe）将我带入拉康精神分析，并一直鼓励我进一步探索这门学科。我在根特大学精神分析和临床咨询系的其他同事和合作者，也对本书的不同草稿提供了有用的反馈：菲利普·吉勒达因（Filip Geerardyn）、马蒂亚斯·德梅特（Mattias Desmet）、茨克·梅甘克（Reitske Meganck）、维尔吉妮·德贝雷（Virginie Debaere）、朱莉·德·甘克（Julie De Ganck）、维姆·加勒（Wim Galle）、阿贝·格尔多夫（Abe Geldhof）、露丝·因斯莱格斯（Ruth Inslegers）、娜塔莉·拉瑟尔（Nathalie Laceur）、维姆·马特斯（Wim Matthys）、埃尔斯·奥姆斯（Els Ooms）、卡提耶·范·罗伊（Kaatje Van Roy）、格伦·斯特鲁贝（Glenn Strubbe）、艾琳·特伦森（Eline Trenson）和约切姆·威廉姆森（Jochem Willemsen）。与我系客座研究员刘易斯·A.科什纳（Lewis A. Kirshner）的对话也颇具启发。下述人士对我写作本书大有裨益，纵然他们并不知情：利芙·比利埃（Lieve Billiet）、吉安卡洛·迪马吉奥（Giancarlo Dimaggio）、德里克·胡克（Derek Hook）、利文·琼克西尔（Lieven Jonckheere）、安妮·莱西（Anne Lysy）、卡琳·马龙（Kareen Malone）、雅克-阿兰·米勒（Jacques-Alain Miller）、埃尔温·莫蒂尔（Erwin Mortier）、艾尔斯·范登布斯（Els Vandenbussche），以及最后也是最重要的桑德拉·范德梅斯佩尔（Sandra Van der Mespel）。最后，我非常感谢克莱尔·墨菲（Clare Murphy）对本书所做的出色的文字编辑工作。感谢你们所有人。

引　言

　　雅克·拉康（Jacques Lacan）的全部作品跨越 50 多年，在此期间他发展出一种理论，革新了精神分析的实践，提出了一种新方法来思考人类的主体性。他的作品至今仍在被阅读，并以极具震撼、耐人寻味、华丽繁复而著称。他构建的理论代表了一个不安分、富于探索精神的思想家持续推进的研究成果，［为此，我们］需要理解他的概念和观点不断演变的过程。本书旨在阐明他对精神病的临床研究的独特方法。他的著作主要涉及精神病体验的结构方式，以及精神分析如何为精神病的治疗提供一个有用的框架。

　　在 19 世纪和 20 世纪初，精神病的发生机制主要被理解为器质性疾病：其症状表现被视为可以用来推测大脑深层紊乱的表面现象。尽管拉康对前辈们，特别是详细观察精神病患者功能的严谨的神经生物学著作很感兴趣，但他还是觉得这些理论忽略了精神病体验的复杂性。没能考虑到精神病如何影响主体性的问题。拉康作品的一个核心方面是他对精神病如何组织自身（self）和他人经验、如何在以中断（disruption）为特征的情况下实现稳定的探索。起初，拉康将处理这类问题的重点放在认同（identification）上，认为对特定类型形象的认同是精神病的转折点。后来他放弃了这种观点，认为精神分析中最重要的是言语的物质性。他提出，语言构成了主体

2 性经验，而精神病的特点是一个关键能指的缺位（absence）。这种缺位意味着一种特定类型的主体 - 大他者经验，而其中的认同机制只起次要作用。然而，随着他的研讨班的进行，拉康两次修改了这些观点。首先，他强调在精神病中，主体 - 大他者的关系蕴含着不同的身体经验和不同的冲动（drive）关系；其次，他开始关注三大辖域（register）间的系统性相互作用，即他将人类功能的基础放置于实在界（the Real）、象征界（the Symbolic）和想象界（the Imaginary）。

我提议将拉康关于精神病的研究划分为四个时期或广义上的［四个］阶段。在每个时期，我们都可以看到一组不同的关键概念，以及一些涉及精神病的重要文本。在本书中，我会对这些文本进行仔细解读。在拉康更为广泛的作品中，我会对这些核心概念提供说明和背景介绍，也会对诸如弗洛伊德（Freud）、德·克莱朗博（de Clérambault）和梅洛 - 庞蒂（Merleau-Ponty）的相关文本进行讨论。我认为，精神分析的经验领域应该包括详细的案例研究，为此，我为拉康作品中的每个时期提供了一个案例讨论。这些案例研究对拉康的思想至关重要。我没有提供自己的临床实践或其他精神分析学家的案例研究，也没有讨论其他拉康精神分析学者的理论。在本书中，我仅限于研究拉康作品中阐述的逻辑。我的指导原则是尽可能清晰地呈现出拉康关于精神病的见解，并在他更多的作品语境中讨论其精神病概念的转变。通过这种方法，我希望能对拉康理论的学术和临床研究有所贡献。

我认为拉康作品中的第一时期涵盖了 20 世纪三四十年代，侧重于认同机制，我会在第 1 章讨论这个问题。拉康将精神分析的概念与精神病学理论进行对话，并逐渐将精神分析的理论从精神病学中解放出来。他强调，精神病涉及一种与世界有关的想象模式。以这种想象关系为基础，他提出了一种认同结构，其中自我（ego）被一个理想的形象所捕获。精神病的特点是无法认识到自己被这个展示给外部世界的形象捕获，从而使世界变得极具威胁性。这一时期的关键文本包括拉康的博士论文（1932），该论文尚未被翻译成英文，以及他的文章《论心理因果性》（Lacan，1947）。爱梅（Aimée）的案例是这个时期的关键，她是拉康在实习期间接触过的一个偏执狂患者，拉康在他的博士论文中对这个案例进行了讨论。

　　我认为的第二时期涵盖了 1950 年代，当时拉康参考语言结构讨论精神病。这一时期的核心是他为期一年的精神病研讨班（Seminar Ⅲ；Lacan，1955-56），并由此产生了《论精神病任何可能治疗的先决问题》一文（Lacan，1959）。在这段时间，拉康对精神病主题进行了最广泛的讨论，证明了自己是一位真正创新的思想家。他对丹尼尔·保罗·施瑞伯（Daniel Paul Schreber，1903）的自传的重新解释或"结构性分析"（Lacan，1959，p.449），是这一阶段极为重要的作品。我在书中用了四章的篇幅来讨论这个时期。

　　第 2 章是对拉康在 1950 年代关于精神病结构方法基本原则的概述。[在这一章，我]回顾了[他的]两个重要思想来源：语言学家费迪南德·索绪尔（Ferdinand de Saussure）和罗曼·雅各布森（Roman Jakobson）的作品。我研究了拉康关于能指在无意识中优先的理论，并讨论了他的"结构"和"主体"概念，可以说[拉康]在他的作品中对这两个概念进行了强有力的唯物主义解释。与本书的其他章节相比，在这一章中我没有把重点放在精神病的分析上，而是研究拉康那十年间作品中的关键概念。结构和主体的概念是我所说的他的第二范式的基石，这一范式从象征界组织方式的角度结构性地研究精神病。接下来的三章以对此的分析为基础，并试图阐明拉康如何在这一时期对精神病进行概念化。

　　第 3 章研究的是排除（foreclosure）的概念。从克洛德·列维－斯特劳斯（Claude Lévi-Straus）的人类学研究出发，我探讨了拉康的观点，即对"父亲的名义"（Name-of-the-Father）这一能指的排除是精神病的基础。我也探究了他的另一观点，即精神病不会发生隐喻的过程。我讨论了排除的四个逻辑后果：（1）精神病主体受到的威胁是无法定义的观点；（2）认为他人本质上是反复无常的观点；（3）无意识具有外部性的观点；（4）想象性认同可能会补偿排除的负面影响的观点。

在第4章和第5章，我阐明了这种转向结构模式的精神病范式，使拉康能够对普遍接受的幻觉和妄想的观点进行重新定义。在第4章，我论证了在拉康的理论中，幻觉并不被认为是没有客体的知觉，而是一种颠覆（subvert）主体的知觉。第5章是对妄想的讨论，论证的是如何在妄想中发现断裂的换喻，以及如何通过创造一种妄想性隐喻来补偿失败的隐喻过程。

本书提出的第三时期，包括拉康在第10研讨班（1962—1963）开始阐述他称为对象 a 的理论。原本基于能指（signifier）逻辑角度探讨的问题，现在改用象征界的局限性来探讨。拉康接受了一些新观点，认为存在（being）的某些方面是实在的，无法通过语言来理解。他用来探讨象征界局限所出现的主体性领域的两个关键概念是"享乐"（jouissance）和"对象 a"（object a）。享乐这个复杂的概念指的是一种超越快乐满足或冲动满足的模式，而对象 a 指的是假定在［使用］语言之后，如神话般的部分对象的剩余。拉康这一时期的著作中，涉及精神病的部分散见于几个研讨班和文本里（Lacan，1965，1966b，1968）。他认为，精神病中的对象 a 并没有与主体分离；而在神经症中，这种分离已经发生了。拉康使用享乐的概念清晰地区分了偏执狂（paranoia）和精神分裂（schizophrenia），并回答了享乐如何可能触发急性妄想发作（delusional episodes）。在第6章，我们用玛格丽特·杜拉斯（Marguerite Duras）1964年的小说《劳儿之劫》（*The Ravishing of Lol V. Stein*）中的劳拉·瓦莱里·施泰因（Lola Valerie Stein）这个人物来探讨这种思路。

我提出拉康关于精神病作品的第四时期包括他的第 23 研讨班（1975—1976），在这个研讨班中［拉康使用］纽结理论来描述实在界、象征界和想象界之间的相互关系。他当时研究的核心问题是如何为构成心理现实的实在界、象征界和想象界建立联系。拉康提出，症状是绑定（bind）这三界的系统性元素，因此三界连在一起构成了一个更大的系统性整体，而不仅仅是其各部分的总和。在这几年里，"父亲的名义"被重新定义为神经症的症状。而精神病无法使用这种症状，这意味着心理现实是通过他称为"圣状"（sinthoms）的定制方案来组织的。拉康用来思考这种独特发明的主要参考是詹姆斯·乔伊斯。在第 7 章，我会讨论拉康在精神病研究中的最终进展。

细心的读者会发现，在我对这四个时期的回顾中，有些观点是互补的，而有些则是矛盾的。例如，在 1950 年代，拉康坚持认为神经症和精神病是不同的类别，认为两者都是由不同的象征机制构成的，即原始压抑和排除。到了 1970 年代，情况不再是这样。神经症和精神病被视为实在界、象征界和想象界的纽结模式，尽管它们具有独立的特征，但也有很强的相似性。在写这本书的时候，我既不试图解决也不想去掩盖这些矛盾。更具批判性的读者可以自行决定如何处理这些矛盾。此外，随着时间的推移，拉康作品中的抽象程度也变得日益明显。直到 1960 年代，拉康对精神病的讨论还经常参考其他作者的作品，而且主要是为了将理论观点与临床病例材料联系起来。从 1960 年代起，他关于精神病的观点以一种更加零散的方式提出，更多注重的是概念而非临床意义。这种对精神病更抽象的讨论在我的最后两章中尤为明显，这两章比前面的五章更具理论性。就个人而言，我非常欣赏拉康的晚期作品，但我认为在他理论发展的不同阶段研究他的概念和思想是最重要的。此外，我认为应该进一步研究这些思想的临床意义，与案例研究相结合，并与其他理论进行对话。我希望我的书能激发这样的研究。

5

第 1 部分

———————

第一时期：想象性认同的时期

1

精神病作为一种想象界障碍

精神病与精神分析的相遇

与弗洛伊德首先受训于成为神经学家不同，拉康的职业生涯始于精神病学并专注于精神病。1927—1931 年，他在几家精神病诊所接受训练。在圣安娜医院（Sainte-Anne hospital）期间，他接受亨利·克劳德（Henri Claude）的督导，在巴黎警察总署特别医院时则在加埃坦·盖丁·德·克莱朗博（Gaëtan Gatian de Clérambault）的指导下工作（Roudinesco，1994）。亨利·克劳德是法国最早将精神分析教学制度化的临床医生之一，他的教学将心理动力学理论与生物决定论结合在一起。后来，与拉康一起接受克劳德训练的亨利·埃伊（Henri Ey）发展了这一理论，并称之为生物动力主义（Organo-Dynamism）。而德·克莱朗博在当时的影响较小，也许是因为他不是大学教授。这一点在拉康的博士论文中有所体现，德·克莱朗博只是作为次要作者被引用（参见 Lacan，1932，pp.126-34，355）。尽管如此，拉康（1966c，p.65）后来还是把德·克莱朗博称为他"精神病学唯一的导师"，这主要是因为他研究案例的系统化方法，拉康在他的论文中也采取了这种方法（Lacan，1947，p.138）。1909—1933 年，德·克莱朗博使用"心理自动性"（mental automatism）和

"被动综合征"（passivity syndrome）等概念阐述了精神生活的中断机制在妄想形成前的作用（de Clerambault，1942，pp.455-655）。这些思想对拉康影响很大，他认为这些思想"比法国精神病学的任何其他临床方法，都更接近于基于结构分析的构建"（Lacan，1966c，p.65）。在第5章，我与拉康持相同观点，认为德·克莱朗博的著作奠定了拉康后来称为换喻过程中断的基础。

尽管拉康在20世纪二三十年代已有不少关于精神病的临床研究，但在他的博士论文中，我们可以看到对病理学更加系统的理论阐述。这也是他精神分析理论的基础所在。论文大致分为两个部分：关于妄想过程和人格先验决定论作用的文献综述，以及阐释这些观点的爱梅案例。这篇论文只讨论了偏执狂（paranoia），它是拉康在其作品中最常涉及的精神病形式。事实上，在选择案例研究时，拉康似乎更偏爱组织性强的精神病问题，而不是那些以解体（disintegration）和混乱为主的精神病。爱梅、施瑞伯、劳儿·V.施泰因，这些精神病逻辑突出的案例，也都是建立在相对"正常的社会功能和智力功能"的基础上。这些混合了普遍性和特殊性特点的案例，揭示出精神病的某些关键特征[1]，并呈现了精神病的结构。

对精神病心理学模型和生物学模型的批评

拉康在他博士论文的文献综述中探讨了精神病的心理学和生物学模型。论文中的心理学模型，主要参考的是布洛伊勒（Bleuler）、克雷奇默（Kretschmer）和雅斯贝尔斯（Jaspers）的作品。拉康通过他的老师和在苏黎世著名的布尔格霍尔诊所（Burghölzli）进行的临床实习，得以了解这些德国精神病学家（Roudinesco，1994）。拉康

---

1 这并不意味着拉康忽视解体和混乱更明显的案例。实际上，我们在第3研讨班中看到的几个临床案例演示，就属于这一类。

所保留的布洛伊勒作品中的观点是，精神病发作的核心是由"主体对重要情境的反应"[1]所构成（Lacan，1932，p.77）。这种重要情境指的是个体无法应对"严重影响到他的情感"[2]的性问题和职业问题。在这种逻辑中，妄想具有身体、感觉、情感和观念的成分，它是对内部冲突的反应（Lacan，1932，p.81）。拉康所保留的克雷奇默作品中的观点是，偏执狂的根源往往是所谓的个性敏感，而在精神病的病因学中，可以找到一种特殊的事件或经验："决定精神病的原始经验，是一种向主体揭示'由于他自己的不当，而在伦理层面蒙羞的'经验。"[3]（Lacan，1932，p.92）引起这种经验的情况包括与性有关的伦理冲突、职业失败和社会关系中的冲突。拉康将这些所谓的反应归为心理反应。假设可以从人格对重要情境和事件的反应中充分理解精神病的发展："这些反应的特点是，它们融入可理解的心理发展中，它们依赖于主体对自己的概念，以及他［人格］与社会环境固有的紧张关系。"[4]（Lacan，1932，p.105）拉康的结论是，这种心理反应是精神病发展中的一个"直接原因"[5]，因为它们"决定了症状的结构和持续性"[6]（Lacan，1932，p.347）。基于这些前提，拉康指出，临床分析取决于［治疗师］运用"其所有同情心的能力"[7]（Lacan，1932，p.224）。后来，在他对自己的论文持更加批判的态度时，他也对这种基于理解的方法进行了批评。我们可以在他的第3研讨班（1955—1956）及其《论精神病任何可能治疗的先决问题》

---

1 'réactions du sujet à des situations vitales'.

2 'qui touche son affectivité de façon profonde'.

3 'l'expérience originale qui détermine la psychose, est celle qui révèle au sujetsa propre insuffisance, l'humilie sur le plan éthique'.

4 'Ces réactions sont caractérisées par leur insertion dans un développement psychologique *compréhensible*, par leur dépendance de la *conception* qu'a lesujet de *soi-même*, de la *tension* propre à ses relations avec le milieu *social*'.

5 'cause efficiente'.

6 'déterminante de la structure et de la permanence des symptômes'.

7 'tout son pouvoir de sympathie'.

（Lacan，1959）一文中找到这样的例子。我将在第 5 章重新讨论这个问题。

对于精神病的生物学模型，拉康在他的博士论文一开始就持批判态度，这在当时的法国精神病学传统中并不常见。诸如克劳德、德·克莱朗博等许多临床医生，他们大多认为精神病性障碍的病因在大脑；心理障碍仅仅是大脑病变的表现。他们主张对精神病进行精细的临床描述，但把所有特殊的精神病都归为神经系统异常。在 1932 年［的论文中］，拉康对精神病的心理学和生物学模型的讨论态度相当平衡。他认为，大脑在精神病的发展中所起的作用"并不特殊"，只是决定"精神病发作（déclenchement）"[1] 所谓的"偶然因"（Lacan，1932，p.347）。déclenchement 这一［法语］概念指的是疾病发作或者触发机制的时刻，与将精神病视为一种生物学疾病的概念相符。它指的是一个人在已有疾病倾向的情况下出现的发病过程，并引起症状初次明显表现的时刻。有趣的是，即使拉康在他的后期作品中不再考虑［对精神病进行］生物学解释，但他仍然保留了这个概念。尽管如此，我们还是应当注意，在他早期的著作中，déclenchement 这个词具有严格的生物学意义。例如，在他第一篇关于眼动的文章中，déclenchement 是用来指触发反射的方式（Alajouanine et al，1926）。在这篇博士论文之前，他还在一篇关于偏执狂结构的文章中使用过这个概念，用来表示我们现在所说的将脆弱性变成疾病的压力源（Lacan，1931）。［文中］他指出，压力源或"触发因"是"内源性或外源性的不良事件、焦虑过程、易受感染的情感、情感创伤"[2]（Lacan，1931，p. 18）。拉康在论文中没有解释他究竟如何看待大脑机制在引发精神病时所起的决定性作用。在他后来的作品中，他在这个问题上更加明确，指出"力比多生物

---

1 'du déclenchement des symptômes'.

2 'un épisode toxique endogène ou exogène, un processus anxieux, uneatteinte infectieuse, un trauma émotionnel'.

性缺陷"（libidinous biological defect）[1]导致精神病，精神病在触发的那一刻必须有一个生物机制在起作用（Lacan，1938，p.67）。然而，拉康并没有进一步阐释这一观点，这表明他对精神病的大脑模型不感兴趣，也不相信精神病可以完全用大脑过程的紊乱来理解。[2]

之所以对大脑机制的观点有所保留，是因为无论它们看起来多么具有物质性，但大脑机制总归是理论假设，不能被直接观察到："临床无法向我们展示这些机制。"[3]（Lacan，1931，p.440）拉康（1955-6，p.65）认为，所有现代研究都始于假设研究对象和研究方法中存在着"绝对不骗人"的东西。事实上，能表明大脑机制的数据必须是源自可观察的现象，而这些现象又被假设为这些机制的精确指标。如果没有一种"信念行动"（act of faith）来赋予这种方法为真的信念（Lacan，1955-6，p.65），即使是最客观的研究也会崩溃。

然而，拉康对生物学模型不感兴趣的主要原因不是因为他认为这些模型是错误的，而是因为它们没有在研究和治疗精神病方面，为他提供临床上有用的临床工具。就这种保留态度而言，他说："诚然，在精神病的研究中，每天似乎都会出现一些与生物性相关的新发现；但在仔细观察这些相关性后发现：这些相关性（我们不做讨论）并不充分，它们的兴趣仅仅局限于加强它们所声称的学说观点。"[4]（Lacan，1932，pp.15-16）这句话不仅表明两种现象的共存并不能证明线性因果关系的合理性；而且还表明，虽然生物学研究对建立精神病的大脑模型有作用，但它们也忽略了许多其他因素。例如，生

1　'tare biologique de la libido'.

2　在这一点上，拉康与同时代的亨利·埃伊持不同意见。在《关于心理因果性的评论》（Remarks on Psychic Causality）一文中，拉康（1947，pp.123-32）强烈批评了埃伊的观点，即认为大脑过程和脑损伤完全可以解释精神病的病因和症状。

3　'la clinique ne nous montre pas ces mécanismes'.

4　'Certes, dans l'étude des psychoses, chaque jour semble apporter quelque corrélation *organique* nouvelle; qu'on y regarde de près: ces corrélations,que nous ne songeons pas à discuter, n'ont qu'une portée partielle, et ne prennent leur intérêt que du point de vue doctrinal qu'elles prétendent renforcer'.

13　物学模型并不涉及精神病的生活经验，而对生活经验的临床观察可能是非常重要的。因此，这类相关研究很大程度上是学说性质的：它们加强或证明了精神病的抽象概念，但对临床上定位这类病人的帮助不大。

拉康不喜欢精神病心理性和生物性的说法，与其说是理论上的偏好，不如说是这两种说法都不具有特殊性，并没有告诉我们该如何组织起针对个体病人的治疗工作（Lacan，1932，p.347）。换言之，它们只告诉我们通常与精神病有关的因素和条件。它们建立在对属于某一特定群体所有病例普遍适用的信息之上，例如通常与精神病发作有关的压力因素，或通常涉及精神病代际传递的基因。如今，我们会说，这种知识建立在检测样本的统计上，它让我们对精神病有了全面的了解：一条普遍适用于各个病例的信息线索。然而，每例精神病都只会部分地符合这种普遍化的知识。拉康（1932）认为，治疗特殊的精神病个案，必须了解导致精神病发作的特殊因和条件。这意味着需要细致地观察个人的生物学背景、特殊的生活事件和生活经验，正如他对爱梅讨论中所阐述的那样。在他后期的作品中，拉康进一步表明了他对特殊的和临床的案例的兴趣。他指出，精神分析不应关注普遍的真理，而应专注于独特性和特殊性（例如Lacan，1961-2，1966a）。

尽管拉康对"不具有特殊性"的生物学解释持保留态度，但他对这一范式下的临床描述非常感兴趣。他提到了法国以心理自动性概念为中心，以及德国关注过程概念的研究传统（Lacan，1932，p.108）。这两种方法都用人格的自动发生机制来解释精神病。一旦触发了潜在的机制，所引发的疾病就是自动发生系统（self-deploying system）。根据这种观点，精神病像许多其他疾病一样，其病程可以预测。在拉康（1932，pp.127-33，207-17）对精神病病程的讨论中，可以分出三个时期。首先是急性期[1]，这一时期可以观察到所谓的基

1　'phase aiguë'.

元现象（elementary phenomena）或［正常］精神生活的中断，它的特点是，一个新的异质元素进入精神生活中，有些人称之为"外源性"或"寄生性"，并引起病患的困惑；然后是"情感沉思期"[1]（Lacan，1932，p.209），会出现疏离、焦虑、抑制、抑郁或人格解体的感觉；最后是"妄想组织期"[2]（Lacan，1932，p. 209），这一时期的核心是制作出妄想，它主要由解释组成。拉康认为，在精神病的研究过程中，支持生物学说的人往往关注的是第一个时期，而忽略了对妄想的研究（Lacan，1932，p.217）。

拉康博士论文的独创性并不在于［讨论］生物学过程和生命冲突在精神病的病因和发展中没有起到特殊作用，而是他发现了第三个致病因素："精神病的特殊因"[3]（Lacan，1932，p.347）。拉康对这第三个病因的讨论出现在爱梅个案中。事实上，这次讨论包含了他首次尝试通过精神分析理论来描述精神病，力图解释"妄想的意义"[4]（Lacan，1932，p.252）。他将注意力放到精神病患者陷入典型的认同过程中，这种心理机制被认为是精神病的特殊因。在 20 世纪三四十年代的后续著作中，拉康进一步阐述了这种精神分析的观点，并更清晰地使精神分析理论从精神病学中解放出来。然而，值得注意的是，在他的博士论文中，对精神分析的使用仍然有些混乱（Cox-Cameron，2000），并且与他后来严厉批评的后弗洛伊德式解释非常一致（Lacan，1959，pp. 453-7）。

与爱梅的相遇

拉康在圣安娜医院实习期间研究了爱梅个案，她后来被确认为

1　'phase de méditation affective'.

2　'phase d'organisation du délire'.

3　'cause spécifique'.

4　'le sens du délire'.

马格利特·庞泰恩（Marguerite Pantaine）[1]（Allouch，1994；Cox-Cameron，2000；Roudinesco，1994）。爱梅在 1931 年因持刀对女演员于盖特·迪弗洛（HuguetteDuflos）进行暴力袭击而遭到拘禁，在案例研究中她被称为 Z 夫人。关于这次袭击，爱梅说："我这样做是因为他们想杀我的孩子。"[2]（Cacan，1932，p.157）在仔细研究这个案例后，拉康得出结论：她患有相当复杂的妄想症，其中包含色情狂、迫害、牵连观念、嫉妒和夸大等诸多元素。

爱梅在持刀行凶时 38 岁。她与丈夫分居，已经独自在巴黎生活了六年；她的儿子住在巴黎郊外，由孩子的父亲和爱梅的姐姐照顾。拉康的案例研究表明，偏执症状在她第一次怀孕和这个婴儿死产期间就已经出现，并在她儿子出生时复发，这导致她住院六个月。她与母亲有着密切但复杂的关系："我们是两个朋友。"[3]（Lacan，1932，p.220）爱梅的母亲也有偏执特征的历史，显然为爱梅取了她大女儿的名字，后者在母亲怀上爱梅期间不幸去世（Allouch，1994；Cox-Cameron，2000；Roudinesco，1994）。

起初，爱梅只是隐约地担心儿子的安全，但当她到达巴黎后，她确信儿子受到威胁的想法来自一个名字："她说，有一天，当我在办公室工作时，就像往常一样在自己内心中寻找这些对我儿子的威胁来自哪里，我听到我的同事谈论 Z 夫人。然后我明白，她是那个敌视我们的人。"[4]（Lacan，1932，p.162）是一位名叫 C 小姐（Mme C de la N）的好友同事首先提到了于盖特·迪弗洛，并在爱梅的面前聊起这位女演员的嗜好与成功（Lacan，1932，pp.226-7）。后来，迫

---

1 她是后来与拉康进行过分析的精神分析家迪迪埃·安齐厄（Didier Anzieu）的母亲。但在分析开始时，他们都不知道对方与玛格丽特·安齐厄的关系（参见 Allouch，1994；Roudinesco，1994）。

2 'J'ai fait cela parce qu'on voulait tuer mon enfant'.

3 'Nous étions deux amies'.

4 'Un jour, dit-elle, comme je travaillais au bureau, tout en cherchant comme toujours en moi-même d'où pouvaient venir ces menaces contre mon fils, j'ai entendu mes collègues parler de Mme Z. Je compris alors que c'était elle qui nous en voulait'.

害者越来越多，很快几位巴黎名人也被指威胁她和她的儿子。例如，她在小说家皮埃尔·贝诺伊特（Pierre Benoit）的作品中看到对她私人生活的影射（Allouch，1994），这促使她接近他，并要求合理解释。同时，她自己提议实现她称作"善的统治"的想法，使妇女和儿童可以过上美好的生活（Lacan，1932，p.166）。她还呼吁当局干预正在发生的残酷行为。当时的威尔士王子爱德华八世，是她求助的对象之一。她把自己的书寄给他，对他产生了色情狂的想法，但亲王从未亲自回应过她。当受到威胁的恐惧变得难以忍受时，爱梅从一家专业制造商那里购买了一把猎刀，最终袭击了于盖特·迪弗洛，导致其受了点轻伤。

爱梅惊人地写了两本小说，但都没有出版。然而，拉康（1932，pp.181-99）在他的论文中引用了这两本小说的摘录，并指出它们没有体现出精神病式小说的典型特征，如重复或重复短语和难以理解的典故，他以前曾在一位女精神病患者的著作中研究过这些内容（Lacan et al.，1931）。相反，爱梅的作品写得很好，关键的妄想主题以清晰的叙述结构表达出来。

拉康在讨论病理过程时，指出了爱梅案例中明显存在着两种人格特征：精神衰弱（psychasthenia），这可以解释她在处理仇恨时无法找到适当的方式；敏感性，这解释了她容易受到冲突的影响（Lacan，1932，pp.234，243）。拉康引用让内（Janet）和克雷奇默的著作解释这些人格特征，他认为这些人格特征决定了爱梅应对重要冲突的反应方式。就这一点而言，他反对任何单一人格类型会构成偏执狂基础的观点[1]（Lacan，1932，p.50）。即便如此，他还是认为人格特征不能被明确地看作精神病倾向（Lacan，1932，p.346）；相反，他指出大量的自我矛盾（ego-dystonic）的基元现象倒是支持精神病爆发的判断。然而，对拉康来说，大脑模型不足以说明爱梅

16

1　他在《偏执型精神病》（1931）一文中已经提出了这一观点。

的妄想逻辑（Lacan，1932，p.217）。他认为，在这个案例研究中，经典的生物学模型和心理学模型可能是一个很好的讨论起点。但是要详细了解这一案例的发病机制，或更具体地说，"妄想的意义"，则需要一个额外的视角来强调特殊因（Lacan，1932，pp.347，352）。在这一点上，拉康转向精神分析理论，以构建隐含在爱梅妄想中的逻辑和她与他人相处的方式。

拉康论文中最具原创性的观点是爱梅被与周围人建立的亲密关系淹没和捕获。例如，就她与同事的关系而言，拉康指出 C 小姐的行动，"与我们这些主体的行动相比，'就像物体与其镜像一样'"[1]（Lacan，1932，p.226），而且"在这两位朋友中，其中一位是另一位的影子"[2]（Lacan，1932，p.227）。在其后续的文章中，拉康将精神病视为意义层面的障碍，并在其论及想象性认同的作品中广泛使用"镜子"这个术语（Vanheule and Verhaeghe，2009）。这种镜子 – 意义范式的起源可以在他的博士论文中看到（Lacan，1932，pp.219-44）。

这种被他人镜像捕获的概念不仅意味着爱梅与他人的关系基于相似性，而且意味着自我与他人的界限模糊，这导致混淆、情感矛盾和侵入感。拉康指出，爱梅以外化的方式来对待这些不愉快的经历。她将它们移置到几位名人身上，这些名人在某种程度上体现了她想要成为的理想形象，但和她没有任何私交。爱梅所谓的迫害者（如于盖特·迪弗洛）和她所持色情狂态度的人（如爱德华八世）都符合这一标准。在这种逻辑中，对于盖特·迪弗洛的攻击可以被理解为攻击一个外在化的理想形象，也就是攻击爱梅自己想要成为的人，即一个社交名媛："一个在某种程度上享有自由和社会权力

---

1 's'opposent à celles de notre sujet "comme à l'objet de son image inversée dans le miroir"'.

2 'Des deux amies, l'une est l'ombre de l'autre'.

的女性。"[1]（Lacan，1932，p.253）同样，拉康（1933，p.28）认为，"爱梅攻击她所憎恨的这位名人，正是因为她代表了爱梅自己的理想"。[2] 换句话说，选择于盖特·迪弗洛作为受害者并不是因为这位女演员对袭击者做了什么，而是由于她与爱梅又爱又恨的形象或原型的相似性而决定的，最重要的是，她无法与之保持距离。她的迫害者是"原型的二倍化、三倍化和连续"[3]（Lacan，1932，p.253）版本。

爱梅与他人相处的方式是，她会将一个相对陌生的他人，一个体现了个人理想形象的人，视为有意要加害她，这反映出一种色情狂态度或激情妄想。她坚信，无论多么隐蔽，她都是对方关注的焦点。在色情狂妄想中，主动性被"归于对象"[4]（Lacan，1932，p.263）。色情狂的典型特征是，在某些情况下或随着时间的变化，他人对自己的关注可能会被体验为强烈地侵入。在某些情况下，这会导致要求他人解释这种骚扰，就像爱梅对小说家皮埃尔·贝诺伊特所做的那样，或者采用反击行动来制止他人，就像对于盖特·迪弗洛所做的那样。拉康总结道："爱梅在受害者身上攻击的是她外在化的理想形象，就像激情妄想攻击的是她唯一又爱又恨的对象。"[5]（Lacan，1932，p.253）

他得出的另一结论是，爱梅属于自我惩罚式偏执狂。这是拉康在论文中发明的一种诊断类别。一方面，它表明这是一种以自我为导向的行动。通过攻击［别人］，爱梅攻击了自己的一个外在化［形象］；另一方面，拉康认为这种攻击是真正的惩罚：通过攻击一个

1　'la femme qui à un degré quelconque, jouit de la liberté et du pouvoir sociaux'.

2　'Aimée frappe l'être brillant qu'elle hait justement parce qu'elle représente l'idéal qu'elle a de soi'.

3　'les doublets, triplets et successifs "tirages" d'un *prototype*'.

4　'*attribuée à l'objet*'.

5　'Aimée frappe donc en sa victime son idéal extériorisé, comme la *passionnelle* frappe l'objet unique de sa haine et de son amour'.

无辜的他人，爱梅违反了法律，并因她的所作所为而受到惩罚。根据拉康的说法，惩罚对爱梅有一种缓解和几近治愈的效果，这正是她的无意识所追求的（Lacan，1932，pp.248-54）。

拉康认为，爱梅与他人关系模式的根源在于她与姐姐的关系。由于爱梅与丈夫之间出现了许多困难，这位姐姐在爱梅结婚8个月后加入了家庭。婚姻生活从一开始就为爱梅带来了许多问题。起初还有争吵，但渐渐地，她陷入失语症中，身体也备受恐惧和强迫的困扰。在她怀孕期间和她第一个孩子死产以及后来儿子出生时，这些问题加剧了，但还没有出现系统化的妄想。爱梅的姐姐是一位年轻的寡妇。她进入家庭的目的是带来稳定，但也有"巨大的情感补偿需求"[1]（Lacan，1932，p.230）。拉康认为，尽管爱梅承认并尊重姐姐的贡献——她姐姐代表了她未能成为的人的形象（Lacan，1932，p.232），但她也因为姐姐取代她作为母亲的位置而感到被控制和羞辱。爱梅怀疑她的姐姐与她的丈夫密谋对付她。拉康得出的结论是，爱梅对她姐姐的不满，其核心是姐姐抢走了她孩子这一想法，这构成了妄想的系统化主题。

拉康在讨论爱梅原型关系的性质时，引入了一系列精神分析概念。但这些概念没有得到详细解释，它们带来的价值也不是很清晰。除了在论文的结论中他提出了一些模糊的保留意见，他并没有对自己的精神分析论点进行更多的批判性讨论。实际上，拉康所做的不过是注意到爱梅某些方面的机制与先前形成的精神分析理论的某些方面有相似之处，因此我们难免会认为，他还在探索精神分析理论，但并没有掌握其复杂性。

例如，拉康提出爱梅与姐姐的关系显示出手足情结（fraternal complex）的情感固着，而在处理冲突的方式上，她使用了否定（Verneinung）的防御机制（Lacan，1932，pp.232-3）和压抑的防御

1　'un énorme besoin de compensation affective'.

机制（Lacan，1932，p.263）。在解释为何爱梅的超我如此严厉，以及为何要无意识地惩罚自己时，拉康很普通地指出这是一种肛门施虐期的力比多固着。爱梅感到"男性化"且被她的朋友 C 小姐"吸引"，这说明了她的同性恋倾向（Lacan，1932，p.261）。这让人想起弗洛伊德（1911，1922）的观点，即认为抵御同性恋幻想可能是偏执狂的基础。[1]

　　弗洛伊德在讨论施瑞伯时得出自己的结论："偏执狂常见的主要形式都可以表示为否定一个单一命题——'我（男人）爱他（男人）'。"（1911，p.63）以这种方式解释的妄想类型包括迫害妄想、色情狂、嫉妒妄想和夸大妄想。每种类型的特点，都将主动性归于他人；在每种类型中，"我"作为主体面对发生的事情都是无辜的。在迫害妄想中，否定的是爱的想法，这意味着核心命题"我爱他"被"我恨他"的想法取代。随后的一步是，这个想法通过"投射而扭曲"（Freud，1911，p.63）。投射意味着"内部感知受到压制（suppress），取而代之的是，其内容经过某种扭曲后，以外部感知的形式进入意识"（Freud，1911，p.66）。"他恨（迫害）我"因此成为迫害的命题。在色情狂中，否定选择的是另一元素。这次，扭曲的是他人的性别。色情狂的基本命题是："我不爱他——我爱她"，随后通过投射扭曲为"我观察到她爱我"这一想法。色情狂只对他人主动的爱做出反应。在嫉妒妄想中，爱这个男人的主动性被归于伴侣，这导致怀疑感和背叛感。"不是我爱这个男人，而是她爱他"，这是嫉妒妄想的核心命题。弗洛伊德（1911，p.65）指出，夸大妄想中的扭曲最为彻底，涉及"整个命题"。他说，核心命题遭到拒绝，取代它的是"我根本不爱——我谁都不爱"这一想法，这相当于夸大妄想的想法："我只爱我自己。"严格来说，这个结论是不正确的。在从"我爱他"到"我只爱我自己"的扭曲中，主

19

1　拉康在 1932 年翻译了弗洛伊德的文章《嫉妒、偏执和同性恋中的一些神经症机制》（1922）。

要的变化发生在命题的宾语上：宾语与主语相同，而命题的主语和动词保持不变。与其他类型的妄想相比，其主要区别似乎在投射层面上。在夸大妄想中，核心命题没有通过投射到他人身上而发生扭曲。

拉康无条件地将这些观点应用于爱梅的案例（Cox-Cameron，2000），认为它们"很好地解释了妄想的结构"[1]（Lacan，1932，p.262），并得出结论，爱梅与 C 小姐的关系中存在着同性恋冲动（1932，p.264）。他指出，这些冲动"由妄想所揭示"，但"受到强烈地升华"（Lacan，1932，p.264）和"压抑"（Lacan，1932，pp.279，301）。拉康还指出，弗洛伊德对扭曲过程的描绘揭示出爱梅妄想中色情狂的一面，并解释了她的妄想生活中所表现出的迫害和嫉妒的主题。在一篇关于帕潘（Papin）姐妹的文章中，两个年轻女子残忍地杀死了雇主，拉康（1933，p.27）进一步提出，除了同性恋冲动，在偏执狂的基础上，还可以找到一种谋杀和通常是带有施虐性的冲动。值得注意的是，他提出偏执性精神病是"可治愈的"（Lacan，1932，p.347)，对精神病的治疗应该集中在阻抗和防御机制上：
"精神病的治疗问题需要对自我而不是对无意识进行精神分析；这意味着为了更好地研究主体的阻抗和对其策略的新体验，他必须寻找到自己的技术性解决方案。"[2]（Lacan，1932，p.280）

拉康在 1959 年《论精神病任何可能治疗的先决问题》一文中，强烈批评了某些侧重于从防御机制和紊乱的本能冲动解释精神病［的做法］。在这样做时，他没有提到自己在 1930 年代的早期作品，而是关注 1950 年代持有这种推论的同代人。事实上，他对同代人"简单"和"无条件"的批评在很大程度上适用于他自己的早期作品。

1　'elles expliquent de façon lumineuse la structure de délire'.

2　'le problème thérapeutique des psychoses nous semble rendre plus nécessaire une *psychanalysedu moi* qu'une psychanalyse de l'inconscient; c'est à dire que c'est dans une meilleure étude des *résistances* du sujet et dans une expérience nouvelle de leur *manœuvre* qu'il devra trouver ses solutions techniques'.

在反对关注自我和投射的防御机制时，拉康指出，"情感投射与妄想之间没有必然关系"（Lacan，1959，p.453）。弗洛伊德提出，各种妄想都可以被理解为对"我爱他"这一命题的否定，而拉康则强调"这种推论在形式上涉及的逻辑问题"（Lacan，1959，p.453）。此外，同性恋冲动或任何本能偏差不再被认为是精神病的基础："同性恋，据说是偏执性精神病的决定性因素，［但］实际上［它只］是在精神病过程中表现出来的一种症状。"（Lacan，1959，p.455）正如我们将在第 5 章证明的那样，女性化的概念更能表达偏执狂的问题所在：施瑞伯没有同性恋对象选择［问题］，而是无法以阳具作为支撑。

　　法国精神病学和精神分析界对拉康的博士论文的评价褒贬不一（Roudinesco，1994）。拉康同时代的人也很少讨论这篇论文，或者研究他提出的理论和临床价值。例如，弗洛伊德曾收到过这篇论文，但没有做任何回应。论文出版后，唯一对它进行深入评论的人是亨利·埃伊（1932）。埃伊对拉康的文献综述表示赞赏，认为他对爱梅的讨论很精彩，但也指出他的一些更具创造性的理论思考尚处于初级状态。皮埃尔·吉罗（Guiraud，1933）批评得更多，他反对拉康对生物学模型的批评，嘲笑他的文学写作风格，并谴责他咄咄逼人的语气。后来对此论文的讨论则更为友好，但显然是受到他后期令人敬佩的作品的影响。拉康从 1950 年代开始，就很少提到他的博士论文，并且从未深入探讨他早期的思想。除了一些批判性的笔记，在他后来的著作中找不到对这些前期观点的严肃评论。许多人似乎都遵照拉康的这种有所保留的态度，避免研究这篇论文，这对那些想要理解他作品演变的人来说是事与愿违的。值得注意的是，在 1930 年代，拉康的论文受到一些相识的巴黎超现实主义艺术家的认可。例如，艺术家萨尔瓦多·达利（Salvador Dali）就用拉康的论文来完善他所谓的偏执 – 批判（paranoid-critical）方法。拉康对偏执

21

功能的描述启发了达利用超现实主义方法来表达现实（Dali，1933，1973；Garrabe，1979）。达利（1973，p.171）在自传中说："拉康已经从科学的角度阐明了对我们大多数当代人而言晦涩的现象——偏执狂——并赋予它真正的意义。"[1]以此来说明这篇论文的学术地位。

想象性认同作为偏执狂的"心理因"

在 20 世纪三四十年代的作品中，拉康进一步阐述了论文中最为原创的一个观点，即爱梅被她与理想化他人的密切关系淹没和捕获。这条推论最终构成了他解释精神病的广义范式，并在他的文章《家庭情结》（Lacan，1938）和《论心理因果性》（Lacan，1947）中得到详细阐述。在这两篇文章中，偏执狂被理解为自我形成的早期阶段的发展停滞，这个早期阶段即所谓的镜子阶段，与现实的自恋关系、与他人的镜像关系都普遍存在于这个阶段。而停滞导致对这个世界的想象模式占据了主导地位。精神分裂被解释为退行（regression）到镜子阶段之前的发展阶段，即断奶阶段（Lacan，1938，p.44）。

拉康将镜子阶段置于主体形成的起点（Lacan，1947，p.150）。在 20 世纪三四十年代，他从发展心理学的角度，将镜子阶段概念化为婴儿发展的形成期，它通常发生在婴儿 6 ~ 18 个月大的时候（Lacan，1949，pp.75-6）。从 1950 年代开始，随着双镜模式的引入（Vanheule and Verhaeghe，2009），他逐渐开始用一种与他人的关系模式来讨论镜子阶段，他把这种关系模式称为想象界。从那时起，镜子阶段不再指可能会"停滞"或"退行"的时间发展阶段，而是指一种与他人的典型关系模式。

1　'Lacan a éclairé d'une lumière scientifique un phénomène obscur pour la plupart de nos contemporains - l'expression paranoïa - et lui a conféré sa vraie signification'.

在 20 世纪三四十年代，拉康将镜子阶段放在三个发展阶段的中 22
间。他在《家庭情结》（The Family Complexes，1938）一文中对这
些阶段有所概述，文中探讨了儿童的发展，并指出发展不仅仅是生
理上的成熟，而是嵌入社会关系中，并在很大程度上受到儿童家庭
环境的影响。这种发展背景也是他解释精神病理学的基础。为此，
他关注的是与特定病理特征一致的发展停滞和固着。拉康发现的三
个阶段包括断奶情结、入侵情结和俄狄浦斯情结。对拉康而言，情
结这个词指的是一种与对象的典型关系，这种关系反复上演（Lacan，
1938，p.28）。每种情结的典型特征在于，儿童围绕一个特定的形
象行动（Lacan，1938，p.72）。这个形象在断奶情结中是乳房，在
入侵情结中是镜像，在俄狄浦斯情结中则是父亲的形象（Miller，
2005）。

断奶情结的特点是哺乳为儿童和照顾者建立起一种相互依恋的
情感纽带。拉康参考新生儿的神经学和激素数据，推测人类是早产
儿，这使儿童特别依赖照顾。这种"早产出生"（Lacan，1949，p.78）
通过与母亲的亲密依恋而得到克服，依恋唤起对母亲的"一种特权
式的心理满足"[1]（Lacan，1949，p.78）。孩子在断奶阶段所依恋的
对象不是母亲本人，而是母亲乳房（的形象）。这种关系意味着在
婴儿的心中，乳房更像是他的，而不是母亲的。母亲还没有被看作
一个拥有乳房的独特实体。［婴儿］通过乳房这个对象，与母亲建
立了亲密的依恋。鉴于吃奶活动是相当愉悦的体验，婴儿为了重复
这个活动，逐步与照顾者形成依恋。6 个月后，哺乳的重要性下降，
镜子阶段开始，原始主体认同于外部感知的镜像。认同过程产生了
三个主要效应：构成自我、与世界相关的所谓"身体阶段"的结束，
以及个体与同伴（相似者）的关系经历"蜕变"（metamorphosis）
（Lacan，1947，pp.153-4）。

---

1 'Une satisfaction psychique privilégiée'.

拉康（1938，1947，1949）将镜子阶段的概念对应于动物行
为学观点中引发和塑造动物发展的格式塔（Gestalts）。他使用的
例子，包括雌性鸽子，它只有在观察到同伴或镜中自己的形象时，
其性腺才开始成熟；还有群居飞蝗，在其发育的某个阶段只有遇
到同类才会产生群居性，如果群居飞蝗没有遇到类似形象，它就
会一直独居。拉康认为，格式塔以类似的方式影响人类的发展，
但［是以］嵌入文化并在文化中传播［的方式］。文化和家族历
史塑造了人类所有可能认同的形象，而这些形象主要表现在家族
背景中。因此，拉康更喜欢拉丁语中的意象（imago）或形象一词
而非格式塔。他使用意象这个词呼应了荣格对这一概念的使用，
但更多的是基于基督教神学的文化假设，即人是按照上帝的形象
（imago dei）塑造而成的。

婴儿在镜子阶段要克服的主要问题是身体不够协调，这是儿童
感觉和运动缺乏协调性所带来的问题。婴儿破碎（non-integarted）
的身体经验，加之力比多冲动的推动，二者的结合就像一杯完美的
鸡尾酒，导致一种普遍的［身心］不适状态（Lacan，2004，pp.75，
162）。拉康对此的解释是，自我的产生是为了防御这种令人不安的
状态。换言之，婴儿通过镜像认同，获得了整体性的体验和认同感。[1]
在这种认同中，婴儿首先辨别出一个外部感知的形象（即在镜子表
面看到的自我形象，或被视为等同于自己的他人形象），然后得出
结论，这个形象指的是"我"。在这种逻辑中，辨认镜像先于自我

1　当使用身份（identity）这一概念时，我会从拉康对这一概念的逻辑讨论开始。在关于认
同（Identification）的研讨班上（Lacan，1961-2），拉康指出身份 / 认同可以定义为一个与
自身相等的实体（即 A=A）。在这个逻辑公式上，他一语双关地提出一个问题——一个人是
如何开始把他（one）体验为"他自己"（one-self）的：我是如何把"我"当作自己的一部
分？为什么我们实际上会说"我 – 自己"（my-self）？我（my）难道不是显而易见 / 自我证
明（self-evident）是自己（self）的一部分吗？而且我们用来自我指涉的"自己"一词，在许
多语言中也用来指相同（sameness），这难道不奇怪吗？拉康由此指出，身份认同是经历"认
同"机制的结果，它的作用是回答主体性的基础问题："我是谁？"对此，当人们说且相信"我
是我"（I am me）以及"我"（I）反映出"我自己"（myself）时，就是在回答这个问题（参
见 Vanheule and Verhaeghe，2009）。

形成。这意味着构成认同的材料来自外部。生物成熟最多只能解释
对感知镜像的准备，而不能解释导致其接受镜像或实际采用的外形。
从这个意义上说，原始自我对应于身体形象，并为婴儿提供了将自
己体验为一个整体的机会。在这个过程中，镜像充当着自我的"理
想自我"。理想自我是自我的成功版本，自我试图与之重合以获得
自我掌控或自我实现的体验。在评价这种自我掌控时，拉康讽刺说，
作为理想自我的镜像是"整形外科"。它提供了一种统一感，使人
类能够预期一种完整状态，这种状态实际上并未实现，而只是一种
预期。镜子阶段所掩盖的是人类实际功能不完整和不和谐的基础特
征（Lacan，1949，p.78）。

儿童假设存在着自我并将自我对应于理想自我，这主要会引起
狂喜（jubilance）和玩耍（playfulness）（Lacan，1949，pp.75-6）。
狂喜与自我认知的体验相吻合；玩耍则在自我确立后出现，它表明
儿童对独立于环境的经验感到高兴。当婴儿学会爬和走，其大多数
游戏都基于探索自己的自主性形象，例如绕着桌子跑，或者离开
坐下休息时的父母。这些活动的乐趣在于在静态环境中新发现的
自主性。

拉康对人类镜像如何在文化和家庭中传播进行了描述。然而，
他早期对于这种传播过程、主要照顾者的作用和在断奶阶段建立的
情感依恋的讨论仍然模糊不清。其所缺少的是对主要照顾者承认作
用的讨论。在镜子阶段，孩子无法自行承担镜像。需要借助照顾者
的鼓励和确认促成。只有站在旁边的人确认镜像时，孩子才能承
担起自我形象。同样，孩子只有在父母的见证下才会以绕着桌子跑
或离开父母为乐。照顾者作为见证人的地位是对孩子自主性得到承
认的必要支持。在 1950 年代，当拉康在双镜图式中讨论想象性认
同时，他更明确地指出他人的作用。从那时起，镜子明确地被用
作他所说的大他者（Other）的隐喻，这里的大他者指的是行使承

认功能的第三方，这在他的早期作品中表述得不够（参见 Lacan，1961，p.565）。

拉康在 1938 年所提出的镜子阶段观点明显具有一个发展脉络。但他后来的作品更关注的是镜子阶段的某些心理功能要素如何体现在日后的生活中，并与世界产生一种"想象模式"的关系（Lacan，1947，p.149）。例如在 1949 年，他表示镜子阶段"在精神分析给予我们的经验中揭示出'我'的功能"（Lacan，1949，p.73）。换句话说，镜子阶段理论被用来阐明自我在成人生活中的作用。而对于精神病，他认为在原始自我中可以看到"疯癫的基本结构"，这使镜子阶段的逻辑值得仔细研究（Lacan，1947，p.152）。借此观点，拉康认为疯癫的核心特征涉及一种认同结构。换言之，精神病的本质不是由性格弱点或不幸事件组成的，而是由一种认同模式构成的。尽管精神病放大了这种认同模式，但镜子阶段理论说明在人类主体身上可以更普遍地看到这种认同模式。

拉康（1947，p.153）进一步提出他的观点，认为想象性认同构成了精神病的心理因果性（psychical causality）。我认为这种说法目的论过于明显，难以站住脚。这种说法表明，生命早期的认同会导致后来的精神病。考虑到精神分析家只能与叙述出的现实工作，而关于过去事件的叙述并非事实，而是由语言塑造并受到各种后来事件的影响，拉康根本没有合理的数据来支持这样的说法。只有纵向研究数据才可能使这样的结论可信。我认为这可能是他在后来的作品中没有重复这一说法的原因。随着他在 1950 年代转向结构主义的认识论框架，有关精神病现实成因的说法就消失了。此后，拉康通过研究精神病患的话语（discourse）组织，来探讨精神病经验的逻辑或结构。

如上所述，在 20 世纪三四十年代，拉康还没有进一步推进［理论建构］，其关注点放在想象性认同上。这种对认同的强调也许是拉康早期作品吸引超现实主义运动的原因：超现实主义者们正试图为他们的艺术创作寻求一种新颖的非传统的现实方法。这促使他们研究精神病学教科书，如克雷佩林（Kraepelin）的著作（Garrabé，2005）。拉康的作品对经典精神病学观点进行了补充，即偏执狂的基元结构在精神病发作之前就存在于人的功能中，它涉及社会关系中的一种认同模式。正如镜子阶段理论所示，这种认同并不一定显示了某种疾病，它可以被认为是人类功能的一个方面。拉康的作品之所以对超现实主义者有吸引力，可能是因为这一观点：通过想象性认同，偏执元素被认为是每个人都具有的特征。萨尔瓦多·达利（Dali，1933，1973）极为详尽地描述了这种潜在的偏执元素，并试图在他的偏执－批判方法中对其进行系统化。

拉康（1947，1949）根据疯癫与镜子阶段相似的观点，称镜子阶段获得的任何一种关于自我的知识都是"偏执"和"异化"。他指出，自我知识的外部基础似乎是通过三个步骤构建的。第一步涉及从外部世界检测到一个形象，或更宽泛地说，一个异于主体的信息单元。在镜子阶段，这是镜像，它在第二步中被感知为指向主体，并被体验为揭示其自身存在的某些东西。鉴于这种揭示性，在第三步中，这个形象通过认同而被采用。在这种情况下，认同纯粹是想象性的，因为它如格式塔一样，完全导向了外部形象。之所以采纳这个镜像，与它带来令人满意的整体性体验有关。婴儿的实际状态并不协调。而这种镜像则表明不协调是可以克服的，并因为它所暗含的许诺而被理想化。主体的身份通过认同而等同于信息单元中辨别出来的身份，结果最初是异己（alien）的元素如今却成了主体自身。因此，拉康认为认同实质上就是异化（alienation）。关于自我知识的异化本质，拉康指出，原始主体应对镜像的方式构成了日后面对知识的根本立场。它反映出"人类世界根本的本体论结构"（Lacan，1949，p.76）。这意味着关于"我"在世界中存在的所有知识都来自

26

外部。人生中的关键时刻会无意中揭示出，所有的自我知识都来自外部。

如上文所述，拉康认为这种知识不仅是异化，而且是"偏执"（Mills，2003）。这是因为他发现镜子阶段和临床偏执狂之间的相似之处。在精神病发作之初，即基元现象出现在妄想的"萌发时刻"（Lacan，1947，p.139），可以观察到与镜子阶段处理信息单元的方式相同。在这两种情况下，外部信息单元因其被认为具有揭示主体存在之真理的价值而被无条件地采纳。拉康（1947，1949）批判性地提出，两者都见证了一种普遍的误认结构。两者都没有认识到，"信念行动"（act of faith）［才］是接受外部信息单元的基础。主体毫不犹豫地[1]认为自己的存在是由这些揭示出的真理所确定的。

就镜子阶段而言，误认涉及镜像或理想自我等同于主体的存在：
27 理想自我引入的统一感是一种错觉（illusion），它使自我对不符合镜像的一切都视而不见。尽管拉康（1938，1947，1949）将镜像过程描述为人类发展中的一个必经阶段，但他也特别强调，这意味着对现实、他人和自己身体的一种更普遍的欺骗性立场。它导致了"自我主义"（mihilism）：从我的角度考虑一切的强烈倾向（Lacan，1961-2，lesson 15 November 1961）。

在精神病的情况中，我们同样可以发现误认倾向。在精神病发作期间，精神病主体没有意识到他实际上将自己的心理状态或"心灵法则"强加给世界："这是一种疯狂的企图，因为主体没有认识到这场混乱中表现出来的正是他的真实存在，也没有认识到他所感受到的心灵法则不过是同一个存在颠倒的虚像。"（Lacan，1947，p. 140）从这个角度说，精神病的特点是无法认识到他被自己实际强加给世界的形象所捕获。拉康在1949年（p.80）对这种观点做了如

1　拉康（1945）在《逻辑时间》一文中明确指出，神经症处理与自身存在有关的信息的典型特征是犹豫。神经症不知道自己是谁，只能从他人身上寻找有关自身存在的线索。这些线索虽然未能定义主体的存在，却可以为产生自身存在的结论创造条件。

下阐述："主体被他的处境捕获，给了我们对疯癫最普遍的定义——无论是疯人院发现的那种，还是悲愤填膺却毫无意义的那种。"[1]在这种逻辑下，如爱梅受困于自己的偏执狂知识中，因为她无法有效地与镜像保持距离，或有必要以象征性元视角来认识她自己也参与到发生的事情中（Lacan，1947，pp.138-9）。她误认的正是她在他人身上既崇拜又质疑的东西，即一个她希望成为的理想形象。爱梅没有意识到她实际上将自己的理想自我强加于他人。借用拉康（1947，p.141）的话说，爱梅之所以疯狂，正是因为她没有认识到自己一手促成了她所反抗的混乱。从这个意义上说，不能将疯癫认为是只表现出隐藏性生物缺陷的"偶然事实"（Lacan，1947，p.144）。它是认同结构的直接效应："疯癫的风险取决于人对认同的诉求，人类既以此确立其真理，也以此确立其存在。"（Lacan，1947，p.143）

"爱恨交织"和"嫉妒享乐"：想象性认同的两种结果

拉康在讨论镜子阶段和精神病时，指出了许多与想象功能相关的典型情感反应和对人际关系的解释。我们可以通过后来出现在他第 20 研讨班的新词 hainamoration 和 jealouissance 来充分理解（Lacan，1972-3，pp.90-1）。这两个词都凝缩（condensation）了已有词汇。hainamoration（爱恨交织）是对 haine（仇恨）、amour（爱）和 adoration（崇拜）三个词的缩合，表达想象关系中的这些情感如何交织在一起：每当出现其中一种情感时，其他两种也会同时出现。jealouissance（嫉妒享乐）是 jalousie（嫉妒）和 jouissance（享乐）的缩合词。它表达的是如何在对他人的嫉妒仇恨中找到超越欲望的"享乐"。

28

1　这句话不禁让人联想到莎士比亚的名著《麦克白》中的名句："It is a tale told by an idiot, full of sound and fury, signifying nothing"（它是一个愚人所讲的故事，充满着喧哗和骚动，却找不到一点意义）。我取其意而译之。——译者注

"爱恨交织"和"嫉妒享乐"尤其发生于镜子阶段的第二时刻。镜子阶段的第一时刻是与自我形象的认同，它导致了自我的构成和身心边界的建立。这些边界区分出原始主体存在与外部世界。一旦这种自恋性自我在镜子阶段建立起来，婴儿就开始辨别其他人或另我（alter-ego）。只有建立自我这个参照点后，其他人才能被辨别为不同的实体。从发展心理学的角度来说，当［婴儿］建立了基本的自我经验时，他人才会以相似或相同的角色出现。［婴儿］能区分出类似于自我的实体，并让他们迅速占据原始主体的世界。这导致了个体与他人的关系发生"蜕变"。虽然他人最初被当作环境中的模糊元素，但现在他们被证明是相似者，并且自我也会受到他们的影响（Lacan，1947，p.154）。

拉康讨论自我与其相似者的想象关系的主要目的，是描述一种逻辑上先于文化法律和传统规则的互动模式。其观点是社会关系受法律和传统的调节，这种调节形成于镜子阶段之后的俄狄浦斯阶段。而与之对应的是社会关系的基础建立于镜子阶段的第二时刻。在这一时刻，与他人的关系建立起一种斗争、怀疑和向往的氛围，这对日后解释人际关系产生了重大影响。拉康（1953-4，p.277）在明确引用黑格尔（Hegel，1807）并暗指科耶夫（Kojève，1947）时说，这种与他人想象关系的特点是为了"纯粹声望"而进行的生死之战。相似者是竞争对手，消灭他似乎是最安全的选择。事实上，这就是爱梅展现出的策略。她的暴力行动是为了限制那个想象中的他人靠得太近。拉康（1938，p.43）提出，建立边界的另一种选择是契约或合同，这意味着服从传统规则和象征性法律。这个想法萌发于1930年代，但直到1950年代才构成了拉康精神病的新范式。

在镜子阶段，爱和崇拜主要体现在对镜像的兴趣上。镜像反射的整体性令主体欣喜，这一点可以从［主体］实际接受镜像后的狂喜和得意反应中看到。主体对那些支持他接受镜像的人表现出正向的爱和崇拜，而对那些破坏他与镜像特殊关系的人或事表现出仇恨。这种破坏产生的分裂性会瓦解从镜像中获得的完整性。

拉康（1938，pp.43-5）在讨论与镜子阶段同时发生的入侵情结时指出，在镜子阶段，仇恨实际上有三种表现方式。第一种表现方式是入侵：当有人破坏自我与其理想形象珍视的关系时，就会体验到入侵。自我的典型反应就是仇恨入侵者。第二种表现方式是竞争：当自我与相似者进行比较，并且两者都被认为与同一个理想有关时，就会体验到竞争。这场竞争围绕着实现理想、成为最佳，并产生了消灭竞争对手的欲望。第三种表现方式是嫉妒：当自我断定与之竞争的相似者具有优势，拥有自己没有的东西时，就会体验到嫉妒。嫉妒反映出自己想要拥有这种优势，以及消灭令自己受挫的对手的愿望。"嫉妒享乐"这一概念强调了伴随着嫉妒而来的超越欲望的享乐体验，它表明仇恨的想象体验不只是一种心理反应。嫉妒和仇恨使身体陷入一种骚乱状态，报复行动会带来极大的满足感，任何象征性的妥协都会被体验为一种挫折。与之相反的是，拉康（1949，p.79）也指出身体对想象体验的影响。他认为，冲动对自我总是表现出威胁。冲动并没有被自我内化：自我的形成就是针对冲动所造成的身体不协调的反应。因此，所有的冲动体验都会引发一种来自外部的濒危感。对人际关系想象性的解释也会呈现出这种危险。

尽管拉康更多的是在镜子阶段和一般想象关系上讨论"爱恨交织"和"嫉妒享乐"的反应，但他在偏执狂中也发现了同样的反应，这些反应塑造了偏执狂典型的妄想主题（Lacan，1938，1947）。从这个角度说，夸大妄想和色情妄想见证的是爱和崇拜，而入侵妄想、迫害妄想和嫉妒妄想见证的是仇恨和嫉妒享乐。

30

结 语

　　拉康关于精神病研究的第一个时期处于传统与创新的转折点。起初，拉康的观点相当传统。他的博士论文对当时已认可的精神病的生物学和心理学模型进行了批判，但提出的替代观点仍然模糊不清。他对爱梅的讨论使他发现了一种与他人相处的特殊模式，但在这个阶段，他仍然缺少概念对想象关系的本质进行广泛讨论。他粗略地引用了弗洛伊德理论的一些元素，并认为自我惩罚性偏执狂描绘的是一种有些新奇的精神病类型。拉康作品中的创新部分在于对镜子阶段理论的讨论。起初，这个阶段指的是一个发展过程，但后来他用它来讨论与世界的想象关系的结构，如在偏执狂中所观察到的那样。重要的是，这种推论侧重于认同和关系模式。它使拉康能够摆脱早期基于弗洛伊德以同性恋冲动来解释精神病的观点。根据镜子阶段理论，我们可以宽泛地将妄想主题看作误认策略的结果。误认以认同结构为基础，自我借此结构受到异化并被理想形象捕获。［主体］不相信这个形象是不可能的，而这种不可能性定义了疯癫。

第 2 部分

———————

第二时期：能指的时期

2

对精神病的结构性研究

从想象界转向象征界

在 1950 年代，几乎与拉康精神分析公开研讨班开始同时，拉康
对精神病的研究重心也发生了变化。当时，结构主义运动对语言学
和民族志领域的影响正日益增大，拉康受这种思潮的启发，秉承必
须通过逐字解读弗洛伊德的文本来重建精神分析学的信念，提出精
神病的基本问题涉及主体与语言的关系，或更广义地说，涉及与他
所称的象征界的关系。因此，他将象征界的概念与想象界相对立。
在这种对立中，想象界的定义并没有发生根本变化，而是服从于以
语言为基础的结构。拉康认为，象征界决定了个体与世界的想象
关系："想象性效果并不能代表分析经验的核心，除非它们与绑定
和定位它们的象征性链条相关，否则不会带给我们任何一致性。"
（Lacan，1957a，p.11）换句话说，人们不应该仅从想象界的角度研
究想象现象，如自我与理想自我的张力，而应当考虑隐藏在象征层
面的法则（Ragland-Sullivan，1986）。借用柏拉图的洞穴之喻，想象
现象只是"阴影和反射"（Lacan，1957a，p.11），真正的问题是语
言如何决定主体。拉康在关注语言和象征界时，不仅受到语言学家
罗曼·雅各布森和人类学家克洛德·列维－斯特劳斯作品的影响，

而且深受结构语言学创始人费迪南德·索绪尔作品的启发。在这些作者的精神启发下，拉康试图阐明精神病的结构特征，即决定精神病主体相对于象征界和他人位置的规律。

在此期间，拉康并不认为精神病是［发生在］象征界的事件。尽管神经症的特点是［经历了］隐喻过程，因此法则确定了主体和他人的关系；而对于精神病，这个隐喻过程失败了。这导致无论对他人的感受还是主体性的形成方式，都出现了一种根本的不稳定性。我在第 3 章详细讨论的"排除"（foreclosure）指的就是这种隐喻的缺位。拉康完全用这个概念来阐述精神病，包括幻觉和妄想，以及通过想象性认同获得心理稳定的常态精神病（ordinary psychosis）[1]或隐蔽的精神病。

这些关于精神病中象征结构的观点最早出现在拉康为期一年的研讨班（Lacan，1955-6），并在随后的文章《论精神病任何可能治疗的先决问题》（Lacan，1959）中提出。这篇文章是对他研讨班的综述，但也包含一些在后来研讨班和论文中进一步阐述的新见解。虽然拉康第一阶段作品与常见精神病学模型非常相似，但从 1950 年代开始，他开始偏离这些模型以及之前接受过的弗洛伊德理论的元素：他放弃了投射概念，并用排除的概念代替弗洛伊德拒绝（rejection）的概念。随着理论的变化，他开始就精神病的本质和幻觉及妄想提出新观点。其关注点不再放在内在的心理过程上，而是放在主体如何被言语结构决定上。这种变化的意义在于，将精神病的研究重点放到了主体－大他者的关系上。他的主要观点是，精神病主体与大他者的关系与神经症主体不同，因此应该阐明精神病的结构。这为指导临床工作者的实践提供了理论性指导。换句话说，由于精神分析是一种以概念为基础的实践，在合理质疑精神病治疗

1　米勒用常态精神病来指那些没有明显幻觉、妄想，有一定社会功能的精神病结构的主体，与之相对的概念是异态神经症。——译者注

及其效果之前，需要为精神病［提供］一个结构模型。

拉康关注精神病在言语（speech）中表现出来的结构，这意味着他的教学中所有关于精神病的生物学、心理学或社会学起因的结论都是不恰当的。结构方法虽然为特殊的心理问题的形成方式提供了逻辑模型，但并不能作为因果推论的依据。在这些模型的基础上，可以通过临床材料（包括在临床访谈或精神分析会谈中收集的信息）把研究重点放到其内部组织上：个体在自己的言语或过去中处于什么位置？他在社交场合中与他人的关系如何？……然而，对言语结构的分析不应对发生在现实状态中的实际事件做出广泛的推论。拉康的结构模型阐明了精神病运作的逻辑方式，但并不能解释可能会导致精神病的所谓生物－心理－社会因素。

本章概述了拉康在 1950 年代作品中的关键概念，解释了能指、意指和主体的概念，并探讨了精神病主体的情况。在接下来的三章中，我们将讨论排除的概念和幻觉及妄想的情况。

拉康式能指

如上所述，拉康在 1950 年代对精神病的讨论集中在象征界。在这种情况下，他采用了语言学家费迪南德·索绪尔"能指"和"所指"的概念（例如 Lacan，1953，p.26；1957b，p.415）。索绪尔（1916）对语言学的研究集中在语言的结构上。［而］日常生活中实际产生言语的方式以及语言和外部世界的关系，或者语言和其指涉物的关系则没有考虑在内。相反，他的作品注重的是语言系统的内部组织。

基于索绪尔的著作，"语言符号"（linguistic sign）被拆分为"能指"和"所指"（de Saussure，1916，p.102）。所指指涉的是语言符号传达的概念或观念，而能指则指符号的物质方面。能指构成了符号的"声像"（acoustic image/sound image）部分："声像属于感觉，如果我有时称它是'物质的'，那只是出于这个意义，由它联想到另一个相对的要素，也就是更为抽象的概念。"（de Saussure，1916，p. 66）索绪尔通过强调声像的概念，提出声音特性在口语和书面语言中都非常关键。例如，人在阅读文本时会自动将书上的文字转化为心（理）中的声音。"能指"的概念指的就是这种声音的心理体验。索绪尔之所以称之为声像，是因为能指涉及"声音的心理印记"（de Saussure，1916，p. 66），而非感知觉的声音。为此，索绪尔区分了能指与音素：音素指的是发音活动，而能指则是心理表象。因此，我们使用的词语是声像的组合，我们通常认为它们具有语义或语法价值。此外，索绪尔（1916，p.113）认为，"声音和概念之间的联系是完全任意的。"这意味着能指和所指的关系是任意的，用特定的能指来指代特定的概念其实并无固定理由。换句话说，只有传统才能解释它们之间的联系，从而解释语言的多样性。

索绪尔认为能指的另一个特征是，能指之所以是语言中的实体，是因为能指与其他能指的区别和差异："想要为这个语言实体划定界限，必须把它同语音链中围绕着它的一切分开，才算完全确定下来。"（de Saussure，1916，p.103）这意味着只有当我们能够区分不同的能指，并赋予它们不同的所指时，才能解码连续的言语流。更宽泛地说，这个观点意味着语言中某一语言元素的身份（identity），如能指，只能基于它与其他元素的不同来定义。结构主义者通常采用的基本原则是，差异决定了身份，而相似则无法表明身份（Milner，2002，p.108）。索绪尔接着指出，与符号系统不同，能指和所指之间不存在严格的对应关系。尽管词典可能显示出某些所指与特定能指之间的关联，但一旦用于语言时，这些严格的词汇关联就变得更加相对〔灵活〕。语法和句法对意义产生的影响则更为根本。因此，索绪尔（1916，p.112）得出结论，在语言中可以区分两个"平面"或"曲线"："模模糊糊概念的无限平面"和"声音同样不确定的平面"。这些平面没有固定关联，拉康（1957b，p.419）也强调了这一点，他认为"所指在能指下不断滑动"。然而，一旦开始使用语言，两条曲线就会连接起来。在说话或书写中，能指与所指相关联，从而产生"意指"（signification）或能指单元。拉康（1955-6，1957b）用"标点"这个概念来描述这个过程。标点使能指和所指建立起短暂的连接："一个能指单元预设了一个完整的特定回路，将不同的元素［能指和所指］放到一起。"（Lacan，1955-6，p.263）这种能指与所指建立短暂连接的想法，在拉康更为隐喻性的表述中再次出现，即言语让能指钩住了所指（Lacan，1955-6，p.299），或者是在话语中建立起"结扣点"（Lacan，1957b，p.419）。它们带来的效果是所指在能指下的滑动停止。

37

索绪尔认为人类对待语言的方式是所指优先于能指。这种对概念或观念的强调，假定了语言用于传递和表达意义，并反映出人类功能的一种唯心主义论调：精神（所指）优先于物质（能指）（Badiou，1982）。拉康（1957a，1957b）明确提出相反的看法。他用一种唯物主义观点代替了索绪尔的唯心主义假设，并认为能指作为象征性元素优先于作为想象性元素的所指。他主张在无意识层面上，能指优先，甚至构成了症状组织逻辑的基础。为了形式化这种能指的优先性，拉康经常使用以下符号（图 2.1），其中分数线表示能指（S）优先于所指（s）：

$$\frac{S}{s}$$

图 2.1 能指与所指

拉康将这个公式称为"算法"（Lacan，1957b，p. 428）。从数学的角度来看，将这样形式化的符号说成算法听上去可能不太妥当，因为它不是一种计算方法。正如米勒（2010，p. 13）所指出的那样，拉康的公式是"仿造的数元"（imitation mathemes）[1]，它反映的是［拉康］对数学化或逻辑表达的尝试。拉康提出的公式是能指和所指之间关系的图式或逻辑表达式，而不是一种算法。拉康的公式是理论思想的抽象表达，其目的是理解能指和所指的结构。拉康的作品提出了不少与描述能指和所指关系的公式同样重要的公式。这些公式在他的科学结构方法中别具意义，体现出他对构成结构的元素的组合规律可以用公式表达的观点。这些公式描述了现象或问题的内部组织，它们规定了组成现象或问题的元素，描述这些元素之间的相互关系，并指出各元素的相互关系如何决定了效果。

38

我们可以在弗洛伊德与弗里斯（Fliess）的通信（1887—1904）[2]中看到拉康关于无意识中能指的唯物主义论的例子。在一封信（日期为 1897 年 12 月 29 日）中，弗洛伊德谈到一位 E 先生，"他在 10岁时因尝试抓住一只黑色甲虫而焦虑发作"（Masson，1985，p.290）。E 先生在一次会谈中谈到他在焦虑发作时，将甲虫（德语中的 Käfer）与瓢虫（德语中的 Marienkäfer）这两个词联系起来。在此之前，E 先生一直在谈论他的母亲，她的名字叫玛丽（Marie）。换句话说，母亲的话题构成了进一步联想的基础。对 Marie 的联想导致 Marienkäfer 这个词的出现。此外，在谈到母亲时，E 先生提到他小时候曾听到他的祖母和姑姑之间的对话。弗洛伊德说，她们谈论的是 E 先生母亲的婚姻问题，"从对话中可以看出，她已经有一段时间无法做出决定了"（Masson，1985，p.290）。E 先生小时候随一位讲法语的保姆长大，因此在他学会讲德语之前先学的是法语。在与 E 先生的下一次会谈中，弗洛伊德说，在会谈之前，

1　数元（mathemes），常见的翻译还有"数学型""基式"，是拉康类比列维－斯特劳斯的"神话素"（mytheme）而创造的新词，可以简单地理解为以数学符号作为基本的构成性要素。——译者注

2　我是通过列文·琼克西尔（Lieven Jonckheere）的作品得知这个例子的（Jonckheere，2003，pp.11-12，44-6）。

"甲虫（Käfer）的含义已经出现在他的脑海中，即 que faire？= 无法做出决定……"（Masson，1985，p.290）。法语短语 que faire？[1]的意思是"该怎么办？"，表达出他母亲对婚姻的犹豫，这显然是 E 先生回避的一个想法。这个例子表明，在发现这位患者焦虑发作的无意识决定因素时，"虫子"或"甲虫"的所指具有误导性：焦虑的产生并不涉及具体的昆虫物种。重要的是声像或能指：对这个后来说德语的男子来说，Käfer 听起来像是他童年语言中的 que faire 这一短语。这个声音形象，我们可以表示为"Käfer/que faire"，对应着两个潜在的想法："虫子"和"母亲对婚姻的犹豫"。进入意识的焦虑与"虫子"这个词相关，同时真相受到了压抑。他真正关心的是母亲对婚姻的犹豫，而他作为她的孩子则正是这段婚姻的产物。

只有追踪能指的痕迹，才能通往主体的真理。因此，我们必须小心绕过最初进入意识的所指。拉康认为，无意识遵循能指逻辑，分析家的任务是听取分析者言语中能指的回响。[2]在他看来，症状和无意识构形，如梦境一样，都是谜语，可以通过聆听暗指的能指找到其隐藏的意义（例如 Lacan，1953，1957b；Miller，1998）。因此，我们甚至可以进一步解释 E 先生的联想，听出法语动词 marier（意思是"结婚"）也在 Marienkäfer 的声像中回响。que faire？只是 Marienkäfer 所表达问题的第一部分，而 marier 才是这个问题实际涉及的语法主语。

1　在弗洛伊德与弗里斯通信集的英文版中，que faire 被错误地印成了 qué faire。而在德文版中，que faire 的拼写是正确的。

2　根据拉康的用法，我写分析者（analysant）时，［字尾］用 t 而不用 d。analysand 表示的是一种被动位置，指的是进行分析的人；而 analysant 则表示一种主动位置，它是法语动词 analyser（分析）的主动形式。拉康更喜欢 analysant 这个词，因为它赋予决定进行精神分析的人一个主动角色（Lacan，1972a）。

能指链条，大他者和意指过程

　　拉康采用费迪南德·索绪尔（1916）的另一个观点是，一旦言语开始使用语言，能指就会被连到能指间的连接或链条中。用拉康（1957b，p.418）的话说，能指被连到"能指链条"中就像项链连在一起一样。索绪尔（1916，p.124）用"句段"（syntagm）[1] 这个术语来指称这些能指与能指之间的连接，这表明诸能指正是通过句法（syntax）才能组成一系列意义。单词、词组和句子都属于句段。在以上每种情况中，能指都是以相邻的线性关系聚集并连接在一起。罗曼·雅各布森和拉康都继承了索绪尔的这一思想。雅各布森（1953，p.565）的观点是，能指连接的原则构成了语言的一个特定维度或轴线："句法涉及一种连结轴。"在广义的时间范围内，能指链构成了语言的历时性。这意味着通过将能指连接成线性链条，时间维度被引入了。一方面，添加新的能指意味着排在前面的能指获得了先在性；另一方面，能指在言语中的线性连接是开放的，又预期加入更多的能指。每表达出一个能指都会让人期待另一个能指来进一步补充能指链条。为了描述这种能指间的历时性关系，拉康使用这样的公式：S1 → S2。该公式表明，对一个特定的能指（S1）的研究总是指涉（→）另一个能指（S2）。

　　拉康认为能指链条的概念对于临床语境非常重要。能指链条是理解能指价值的唯一语境："只有诸能指之间的相互关联才为寻求意指提供了标准。"（Lacan，1957b，p.418）拉康如此激进的观点也可以在雅各布森和索绪尔的著作中找到。雅各布森（1953）提出，传统和语境对于准确解释言语和文字都很重要。传统为解释者提供了一个词通常具有的意义或所指。我们可以在词典中找到这种传统

1　根据索绪尔的《普通语言学教程》中文版（商务印书馆 1980 年版）第 170 页的注解，句段（syntagm）和句法（syntax）不可混为一谈，句法只是句段研究的一部分。而在随后的小节中，作者又提出句子属于言语（speech），言语的特性在于自由组合；而句段属于语言，来自传统。——译者注

意义，但这样的定义并不足以准确解释特定的能指链条。语言可不只是一套词义标准的代码。语法和语境也决定了词的意义。这意味着，对于一个词或一个句段的解释，也需要更多地考虑能指链条。拉康（1956c）对此的观点更为激进，他认为在临床语境中，应该将传统理解最小化，而将语境理解最大化。

就这一点而言，拉康（1959，p.460）与卡尔·古斯塔夫·荣格（Carl Gustav Jung）的解释方法完全不同。荣格精神分析认为象征，如出现在梦中的象征，具有可以进行解码的标准含义；而拉康则强调意义由语境决定。他认为，"能指的关联"（Lacan，1959，p.460）本身决定了话语中某一元素的意义。在临床语境中，能指应首先依据患者自己的能指链条理解，而临床医生应避免根据自己过去的知识来解释它们。唯有话语构成的语境方可解释话语中的各元素。

Käfer（甲虫）的例子说明了理解一个词的传统意义并不能帮助分析家理解它的无意识决定，将"虫子"解释为复活的原型象征也不会有什么帮助。这样的解释甚至会使分析家听不到流动在个人话语中的能指，进而干扰接近无意识材料的工作。充分理解特定能指（S1）相关意义的唯一方法是去听它所嵌入的能指链（→ S2）。在临床工作中，依赖传统所指是有问题的，不仅因为它会导致治疗师强行加入［自己］预设的观点，而且因为这样做会使治疗师在自我层面上防御性地关注某些所指（Lacan，1955-6）。与其博士论文中的观点相左，从 1949 年开始，拉康认为在精神分析中关注自我会适得其反，这会让与无意识的工作变得更加困难。

索绪尔和雅各布森提出语言中除了有句段或历时性的轴，还有一种被称为联想性、聚合性或共时性的轴。拉康称之为共时性维度，他沿用雅各布森的说法，将此维度与历时性维度相区分（例如 Lacan，1955-6，1957b）。共时性意味着当一个能指历时性地连接于言语时，它同时唤起了许多实际上并未表达的能指，但可以通过联想与该能指关联。例如，在共时性层面上，我们可以假设 E 先生的

41

Marienkäfer（瓢虫）概念也与法语动词 marier（结婚）有关。尽管 E 先生在言语中没有提到这层关联，但共时性联想的关联可能存在。在能指层面上，这种关联是德语词 Marien 和法语词 marier 之间的同音异义；在所指层面上，共时性关联涉及的是婚姻问题：marriage 和 to marry 这两个词在意义上是相互连接的。

我们可以在言语逻辑的第一步就看到共时性。虽然每种言语行为都涉及诸能指随时间而展开，但都是始于从语言系统或"能指宝库"（Lacan，1960，p.682）中选择一个元素。这种选择总是涉及从一组替代选项中选择一个使用。按照这一思路，我们必须做出选择：言说者使用或弃用（alienate）某个表达其说话意图的词汇。这始终是一种异化（alienation）形式，因为它将人绑定到"外来"（alien）言语元素上。为了强调语言使用中的异化和选择，拉康用"大他者"（Other，缩写为 O）来表示语言系统的共时性。

拉康将语言赋予"大他者"的位置其实有几个原因。首先，言说者并不等同于语言。我们认为自己是语言的使用者，而不是语言本身。这表明，对言说者来说，语言处于外部位置，即使主体内化了语言系统，这个位置仍然是外部的。其次，语言是一种文化产物，［需要］借助他人学习和内化。就像镜子阶段中镜像是通过他人获得的一样，语言是通过亲密关系而习得的，在这个过程中，他人的形象扮演着传递规则的角色。"母语"一词反映了这种嵌入关系。在这种传递过程中，婴儿被写入（inscribe）一种文化、社会系统和家族血统中。通过学习一种语言，婴儿获得了一个特定的词汇，这将决定其以后与他人的关系、共同的思维范畴和社交的基本规则。再次，语言是定义他异性（otherness）的系统。基于语言的二元性，它可以用差异来对世界进行分类：两个能指的声像不同，可以做出区分；两个所指的概念不同，也可以做出区分。因此，语言可以被认为是用来命名的"大他者"的系统。最后，人们相信语言并将其作为保证能够表达自己实存（existence）的工具。我们人类相信词语可以帮助我们建立起自己与世界的正确表象，并很少质疑这种假设。

在他的后期作品中，拉康（1975-6，p.56）提出语言和言语不仅是"大他者"，甚至还在言说者身上产生了一种"寄生"效应。这种观点让人联想到心理自动性的理论，该理论认为妄想始于精神生活中的寄生元素（参见第 1 章）。拉康将语言视为一种寄生物，强调的是它对言说者而言是一种外来物。语言影响着言说者的存在（being）[1]，这种影响很大程度上超出了意识和有意的控制。因此，词语为自我创造出一种妄想的姿态："正是语言造就了我们坚信存在的这种疯狂。"[2]（Lacan，1976d，p.45）。我们通过语言虚构了自己的存在和生活，仿佛我们是故事中的角色。因此，语言在每个人身上都制造出一种普遍的疯狂形式（参见第 7 章）。

拉康从历时性和共时性角度对能指逻辑的讨论，引导他对无意识过程作出唯物主义解释。他提出无意识像语言一样被结构的观点，使他可以对弗洛伊德之前讨论过的许多心理过程重新作出解释。拉康对语言物质性质的强调，意味着他不再依赖潜在心理机制的假设。换句话说，无意识过程不应被认为是发生在心灵深处的隐秘空间里，而是发生在言语行为本身之中。例如，他认为，在使用弗洛伊德的"多元决定"（overdetermination）概念时，我们实际上应当既要研究特定能指嵌入言语的历时性，也要考虑联想到其他能指的共时性（Lacan，1957a，p.35）。只有能指与其他能指的连接才能为有效解释无意识概念提供足够的基础。

历时性和共时性的概念也明确说明了意指过程（Naveau，2004；

1　拉康后来受马丁·海德格尔的影响区分出两种存在：一种是象征界的存在（existence）；另一种是实在界的存在（being）。为了能直接体现出这种区分，本书将 existence 翻译为"实存"，而将 being 翻译为"存在"。这部分内容在第 6 章会有所介绍。——译者注

2　'c'est du langage que nous tenons cette folie qu'il y a de l'être'.

Van Haute, 2002）。意指不仅是能指连接于所指的效果,而且是能指链中句法过程产生的效果。图 2.2 说明了拉康对意指逻辑如何在语言中生成的见解（Lacan, 1957-8, 1960）。

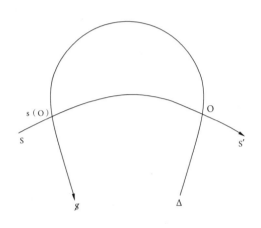

图 2.2　意指的逻辑

图 2.2 中,从 S 到 S' 的水平箭头表示:一方面,言语始终将诸能指连成链——而这一过程在时间上遵循历时性逻辑;另一方面,只有当一个人想表达意图或需要时,言语才会产生,这一点是返回箭头的基础,用 Δ 表示。返回箭头表示这个意图最终导致意义和主体性的产生。因此,箭头之间的两个交点至关重要。

右侧的交点（用 O 表示）指的是"大他者"或"能指宝库的地点"（Lacan, 1960, p.682）,并且指出在言语产生的过程中,能指是从我们可以使用的词汇中挑选出来的。因此,宝库的概念表达出共时性:在象征界中,所有能指都是同时给出的。言说者从整体中挑选出各元素并将它们连接成链。在这么做之后,对意义的期待也开始了。事实上,使用能指会产生对信息（message）的预期。然而,只要意义还在建构或延迟中,预期中的信息就仍未到来（Lacan, 1959, p.446）。

左侧的交叉点指的是标点（punctuation）的时刻，在这一时刻，言说意图最终形成意指，形成信息，在图中表示为 s（O）。拉康强调，在时间层面上，标点遵循一种回溯逻辑。只有表达[1]出足够多的能指，意义才能产生。后表达的能指决定先前已表达能指的最终意义。例如，在"你是我的朋友……现在不是了"这个句子中，前面几个能指让我们预期这条消息是关于一段持续的友谊，然而最后几个词表达了相反的意思。从这个意义上说，随着言语的进程，意义是可以变化的。添加能指或改变标点，回溯性建立的缝合点（button ties）也会随之改变。考虑到人们更关注意义产生的心理形象，拉康认为它属于想象界。语义关乎言语的想象维度，这意味着它不应该被单独研究，而应该始终被放到象征界能指间的相互关系中进行研究。

最后，意义的产生过程也具有产生主体性的作用，如图 2.2 中的 S 所示。该图表明，拉康虽然经常使用语言学概念，但他的主要目标仍在临床，并旨在理解主体性如何通过能指链生成。能指链中表达的能指可以标记和暗含言说者，但无法完全直接表达言说者。拉康认为主体是这种暗含的效果，因此得出主体是分裂的结论，用在 S 上画斜杠表示：$\bar{S}$。就意指过程而言，$\bar{S}$ 是象征界和想象界辩证张力的结果。在信息层面上，言语功能建立起我们是谁的形象。这些形象构成自我，但也是排除了某些能指的有选择的想象性自我表象。主体这个概念指的是这些"被遗忘"的能指，主体在本质上分散于这些能指之间，因此有了主体是分裂的观点（Lacan，1957-8，1960）。在神经症中，这种分裂被体验为内部的，因此神经症倾向于压抑；而在精神病中，这种分裂被体验为与自己的意图脱离，并且来自外部。

---

1 英语中的 articulate 一词同时具有"表达"和"连接、关联"的意思。因此，上文翻译为"表达出足够多的能指"更符合日常说法，而如果翻译为"连接到足够多的能指"则更符合能指链的逻辑，这两种译法虽有所不同，却是同义的，不过在中文中没有兼具这两种意思的词，故只能择一而译。后文中大量出现的 articulate one's identity 的表述，也是指通过能指表达、建立其个人身份之意，根据不同语境，我的翻译可能会略有不同。——译者注

精神病主体

从第 3 研讨班开始，拉康的能指链理论使他能够运用唯物主义和结构理论来研究精神病。他提出的方法以人类话语为对象，研究语言使用中所呈现的结构（Lacan，1955-6，p.121）。像幻觉和妄想这样典型的精神病表现，应该在言语层面进行研究，特别要注意能指链的构成方式："正是言语的范畴创造了丰富的精神病现象，我们从这里可以看到精神病现象的各个层面、细枝末节和折射点。"（Lacan，1955-6，p.36）这种关注是唯物主义的，因为它关注的是能指和意指过程中的独特性，而不是精神病思维的内容或所指。对潜在心理过程的假设被缩减到最低，这为思考精神病在语言使用中的表现留出了空间。这种关注能指链的唯物主义不应被认为是还原论，而是选择关注精神分析实践所使用的材料。毕竟，临床实践者获得精神生活知识的主要方式是通过病人的言语。幻觉和妄想不是可以观察的自然实体，而是临床实践者只有在病人谈论它们时才能了解的现象：它们在言语中表现，在语言中形成。因此，对拉康派分析家来说，个体在临床访谈、精神分析会谈或书面材料中使用的语言是其主要研究对象。

推而广之，这种对能指的关注反映出拉康精神病结构理论的观点。拉康在 1959 年的文章中提出："我在这里说的是，在认识到疯狂的戏剧性时，理性在做它最喜欢做的事情（sua res agitur），因为这出戏剧所发生的正是人与能指的关系。"（Lacan，1959，p.478）这句话表达的是，精神病主要涉及一种与能指的关系，但这种关系与人们通常使用能指链的方式不同。我们可以从精神病患者的话语中推断出诸多心理功能障碍，如认知异常，相比于能指链的潜在结构来说并不重要。拉康借助"理性在做它最喜欢做的事情"这句话，提出理性活动关注的就是构成精神病戏剧的主体与能指的关系问题。为了描述这种与能指的关系，拉康转向"结构"的概念（Lacan，1955-6，pp.60，121，310）。他理论中讨论的精神病结构并不是一种隐藏在心灵中的心理组织模式的假设，而是关于能指链自身组织体现出的主体性逻辑。这种对能指链物质性的关注，意味着他早期作品中的精神病观点发生了转变。虽然在他的人格研究中，拉康仍然关注隐含的心理过程，但在结构方法中，他关注语言使用的外在性。

然而，拉康对能指链的关注并不意味着他主张用一种纯语言学 46
的方式来研究精神病。拉康与深刻影响他的语言学理论的主要区别在于他引入了主体维度（Fink，1995；Malone and Roberts，2010；Milner，2002；Parker，2003；Pluth，2007）。通过这种方式，拉康对他使用的语言学理论做出重要调整。结构主义语言学家研究的是普遍形式的语言，而不是言语事件；而拉康研究的语言指的是言语者实际所说的语言，并考虑无意识维度。言语者不是一个抽象的人物，而是一个具体的人，就像分析者对着分析家说话。下面这句引文在这种背景下具有提纲挈领的作用，并很好地反映出拉康从能指链的角度对主体的定义："我对能指的定义（没有其他定义）如下：能指是为另一能指代表主体的东西。"（Lacan，1960，pp.693-4）

在这个句子中，拉康为索绪尔能指连接的概念补充了一个重要维度，这个维度也不同于指称（Bedeutung）范畴（Eco，1976）。在索绪尔的［语言学］传统中，能指只是在与其他能指的差异性中得以确认。而拉康补充的是，言说者使用能指链会产生更深远的效果：能指的差异性决定了人的主体性。与计算机使用的语言是精炼而高效的不同，人类在使用语言时不得不表达自己的存在。言说者用言说确定自己的位置和自己在世界中的位置。因此，能指的使用创造了主体。

重要的是，拉康的能指定义没有把主体描述为因其意图或目的性而产生能指的实体，而是作为使用能指的隐含效果。主体并不产生言语，而是言语产生了主体。[1] 在图 2.2 中，这一点表现在箭头返回末端的 $ 的位置：言语始于一个意图，而最终产生了主体性。这意味着主体并不是一个可以通过言语表达的心理实体，而更像是话语中各能指之间相互指涉而产生的"空性"："除了从纯粹的能指目的而非意义目的［的角度］着手能指的可能性，主体性没有其他更科学的定义。"（Lacan，1955-6，p.189）主体并不是为了叙述某事而"使用"能指的前语言实体，而是隐含在言说者话语中自我指涉的瞬时和短暂效应。[2] 这些效应在任何情况下都不形成统一体，也无法以明确的词来把握言说者的身份："主体总是能指链下的消隐之物。"（Lacan，1970，p. 194）因此，主体性并非一种恒定或永久的状态。它需要使用能指一次又一次地创造出来。在拉康的理论中，主体性甚至具有事件性质：主体是由能指链的特定组合引发的事件。

这种观点打破了许多心理动力学理论所特有的唯心主义观点。唯心主义理论通常假定在心灵中存在组织心理现实的灵魂或本质。拉康没有这样做，而是以一种唯物主义的方法提出主体性，认为应该研究言语的物质性和言语对言说者的影响。

从临床角度来看，这个理论的起点要求采取注重言语细节的个案导向法。理解主体的唯一方法是详细研究产生出主体的能指链。事实上，只有通过对精神分析会谈或访谈的材料，或者特定著作的详细研究，如施瑞伯的自传，才可能触及主体性。然而，这并不意味着主体可以被描述为所指的集合。拉康关于主体的定义表明，能指链的变化，例如增添能指或不同的标点会改变主体。唯一可以把握的是，能指链如何短暂地产生出主体的逻辑。

一些研究拉康理论的学者和临床实践者忽略了主体的空性和具有事件状态的基本观点。然而，用心理实体或言说实体来描述主体，不仅没有理解拉康理论的精髓，而且忽视了他理论中最为根本的方

1　这一观点在拉康的话语理论（Lacan，1969-70）中得到进一步阐释：主体没有被描述为话语的动因（agent）或决定力量，而是话语结构中的一枚棋子。

2　也可参见帕克（Parker，2003）对能指功能的精彩讨论。

面（Parker，2003，2010）。此外，过多强调内在的心理过程假设也会使我们认为精神病主体与神经症主体的本质截然不同。这种看法毫无根据。拉康的思考显然涉及主体本身，因此对于精神病和神经症都适用（Lacan，1955-6，p.120；1977）。精神病主体与神经症主体一样都是能指链的效果；尽管在两种情况中，主体与能指链的连接方式不同。

1977 年，雅克 - 阿兰·米勒就精神病中的主体性问题向拉康求证。拉康（1977，p.12）的回答只是重复了他 1960 年的定义："在偏执狂中，一个能指为另一个能指代表主体。"[1] 这表明精神病主体和神经症主体一样被能指"分裂"。他认为，主体是能指链下消隐之物的观点同样适用于精神病和神经症（Lacan，1977，p.12）。这意味着不应夸大精神病和神经症之间的差异。我们都可以在言语中发现这两种情况的内部逻辑，因此应当同样悉心研究主体作为能指链效果的产生方式。然而，我们可以预见到神经症和精神病能指链中产生主体的方式存在差异。

拉康理论中关于主体消隐的含义是，就像所指可以被描述为在能指下不断滑动一样，主体也是如此。从这个角度说，拉康提出的话语中的"结扣点"概念（可以暂时阻止这种滑动），就不应只被理解为语言使用中产生意义的方式。更重要的问题是，主体性如何通过言语被固定下来。对这个问题的回答是，话语中的结扣点所产生的信息带给言说者所指。这些信息暂时阻止了［主体的］消隐并填补了主体的空性。它们以"我是 X，你是 Y"的方式产生身份；其中 X 和 Y 是命名或描述"我"和"你"的属性。

拉康为了描述主体性的消隐和结扣的特征，经常区分"能述主体"（enunciating subject）和"所述主体"（enunciated subject）这两个概念（例如 Lacan，1958-9，lesson 3 December 1958；1967-8，lesson 6 March 1968）。所述主体指的是能指链对主体实际产生的定义和描

48

1　'Dans la paranoïa, le signifiant représente un sujet pour un autre signifiant'.

述。它是描述言说者的"我"的各种所指集合。能述主体指的是主体不断变化的方面。使用能指来表达意图的行为本身就意味着总有一些东西没有说出来。一方面，言语通过语言呈现主体，这就是所述主体概念所讨论的部分；另一方面，使用某些能指意味着排除其他能指，例如，一个分析者谈及自己对孩子的良好意图时，通常关注的是所指交流。真要这么做时，他就会排除那些影响他交流所指的能指。能述主体的概念涉及不符合言说者思路或他想要传达的信息而未能表达的能指。尽管如此，被排除的能指会以无意识的形式出现在意料之外的时刻，比如口误。拉康对二者的区分表明，我们通过言语了解到的所述主体从未与能述主体重合，能述主体只通过在话语中突然出现的能指而出现。精神病的一个关键问题是所述主体基本上没有得到定义：能指链由一个基本缺口标记而没有产生主体性，因此主体趋于消失。

49

结　语

在这一章，我回顾了拉康在 1950 年代的作品中的一些关键概念。他在此阶段对精神病的讨论中构建了这些概念。当时，诸如能指、大他者、结构、意指、主体等概念在精神分析思想中是非常新颖的，它们标志着一个相当创新的理论转变。如今，这些概念已经在社会科学以及一般的精神分析话语中得以确认。然而，概念传播带来的副作用是，这些概念已经被普遍接受，但并没有因此而得到很好的理解。这些概念使用得越多，其含义中引发争议的方面就越容易被忽略。然而，拉康以唯物主义态度发展并使用这些概念仍具有挑战性和重要性。他摒弃了主体或无意识背后有一个更"实质性"的现实的想法，只关注言语和语言，这些言语和语言可以辨别出反复出现的模式和结构。对拉康来说，这才应该是精神分析作为一门科学的研究对象。

3

排除及其命运变迁

对精神病逻辑的理论探讨

拉康在讨论主体和能指概念之后，开始研究精神病结构的原理。拉康认为，精神病中一个涉及法则和命名的特殊能指是缺位的，因此象征结构不稳定。他称这个能指为"父亲的名义"，并用"排除"这个概念来指代它的缺位。这两个概念都是在对弗洛伊德的俄狄浦斯情结的批判性讨论中提出的。一方面，拉康对弗洛伊德关于俄狄浦斯情结的描述很感兴趣，因为它描述了人类关系中一个重要的转变过程；另一方面，他认为它过于神话化了，并且过于关注特定的神经症幻想，比如小男孩对父亲的谋杀欲望（Deleuze and Guattari, 1972）。与之不同的是，拉康对俄狄浦斯情结中发生的转变提出了一种形式化解释（fromalized explanation）。他认为，俄狄浦斯转变是通过隐喻和换喻这两种语言修辞方式实现的。隐喻层面的转变未能发生则被称为排除。而隐喻化缺位的重要后果是，能指链中的换喻变得不稳定。

拉康从结构和逻辑的角度讨论排除。他的理论从逻辑的角度阐述了主体性如何在与他人的社会关系中产生。在这个理论中，许多逻辑步骤被认为是成为主体过程的特征。这些步骤并不涉及导致精神病发生的实际事件。拉康派精神分析家使用词语和语言进行工作，而不是基于人类发展的预测性信息，也不太关心对心理发展或问题家庭动力性停滞进行因果推测。就拉康意指逻辑模型而言，在某个特定时刻，精神分析家可能会用解释干预患者对过去的陈述。这些干预起到了标点的作用，并且可以回溯性地重组患者的言语内部结构和他在自己故事中的主体性位置。这种干预并不是为了纠正患者故事的准确性，更不是为了弥补过去的任何失败。

克洛德·列维－斯特劳斯和罗曼·雅各布森是拉康对父亲的名义排除理论灵感的重要来源。例如，从雅各布森那里，拉康对隐喻和换喻的区别产生兴趣，并提出这些修辞方式（figure of speech）可以应用于临床现象，如失语症和精神病（Lacan，1955-6，pp.219-24；Ragland-Sullivan，1986）。列维－斯特劳斯（1958）具有开创性意义的《结构人类学》也影响了拉康对社会群体功能的看法。

两种修辞；无意识层面的两种过程

换喻和隐喻是古典修辞学中常见的两种修辞手法，此外还有讽刺和借代。拉康（例如 1956a，1957b）认为，这些修辞手法源自一世纪罗马雄辩家昆体良的著作《雄辩术研究》（*Institutes of Oratory*），该书详细讨论了这些修辞手法（Quintilian，1856）。这些修辞手法之所以特别吸引拉康，是因为它们能够从一个新角度阐释弗洛伊德讨论的无意识过程。拉康对此的解释是，隐喻和换喻对应着弗洛伊德在无意识层面上发现的两个主要过程，即凝缩（condensation）和移置（displacement）。对这些过程的讨论首先出现在弗洛伊德 1900 年的《释梦》（*The Interpretations of Dreams*）中。在该书中，弗洛伊德发现在对梦境的分析时，梦者思维过程的许多碎片似乎会合成一个固定的象征元素或梦境元素，他认为这反映了无意识机制的凝缩作用。换句话说，凝缩发生在许多隐含的梦思合成一个单一的形象或观念，象征性地指代所有隐含元素时（Freud，1900，pp.279-304）。弗洛伊德还观察到另一些梦境元素明显与引起焦虑的材料有关，但在叙述这些梦境时，梦者却没有受到影响或无关痛痒。他认为，这是移置机制在起作用。移置是指原本附着于一个观念上的力比多能量转移到另一个观念上，由于承载了受到压抑的前者的分量，故后者的价值被高估（Freud，1900，pp.305-9）。拉康在对弗洛伊德著作的解释时，没有把这些压抑模式看作深度心理层面的转变，而是认为它们是能指层面上的机制。对拉康来说，凝缩和移置可以被理解为语言中的隐喻和换喻过程。根据这种观点，无意识不应被理解为存在于内心深处的东西，而应该被看作能指链所表现出的表面现象。

换　喻

换喻的传统定义是用事物的属性或与之密切相关的部分来代替该事物的名称（Quintilian，1856）。按照这个定义，将房屋等同于挡风遮雨就是一个换喻的例子。但是雅各布森（1953，p.61）对这一传统解释提出质疑，并提出更加物质性的替代性理解。他认为换喻不仅是一种修辞方式，更是语言中的一种基本过程。换喻发生在能指链的历时性连接中，一个能指因为所指层面的相关主题而唤起另一个能指。例如，在"我要给报社写信"这个句子中，"写"、"信"和"报社"这三个词以连续性关系连接于相关主题。从词汇上讲，"写"这个动词通常只与几个有限的宾语关联，例如，我可以写信、写电子邮件或写书。我们还知道，"信"这个词通常指一种需要收件人的通信方式。我可以写信给某个具体的人，如我的女儿或儿子；也可以写信给一个机构，如报社或政府部门。换喻的一个特点是，所传达的所指连贯一致，组成一个整体语境。这个语境帮助我们理解，这个例子中，"信"这个词指的是通信，而不是话语中的字符。当能指连接在链条上时，如果不产生出乎意料或歧义性的所指，换喻就会出现。在文学风格方面，现实主义和描述性语言中会有意使用换喻。在临床方面，雅各布森发现一些无法将词语组成句子的失语症存在换喻方面的问题。

拉康对换喻的理解与雅各布森的解释非常接近。他将换喻描述为一种言语模式，其中能指组合不会引起歧义或意料之外的意义。它是能指链形成的过程，所指轻松地组合在一起产生意义。他用来说明换喻结构的逻辑公式如图 3.1 所示（Lacan，1957b，p.428）：

$$f\,(\,S...S'\,)\,S \cong S\,(\,-\,)\,s$$

图 3.1 换喻

这个公式表明，换喻是一种能指函数，由 f()S 表示，括号中的能指组合用符号 S ... S' 表示。正如我们所说的，能指以"能指—能指"的方式连接在一起（Lacan，1957b，p. 428），由此，能指以一定韵律连接成链条。能指链条构成的词语和句子随着言语进程而变化。换喻中的能指连接没有破坏所指层面上的主题连续性。相反，从能指的基本公式来看，它全等于维持能指（S）和所指（s）稳定的分数线（图 3.2）：

$$\frac{S}{s}$$

图 3.2 能指与所指

换喻公式中的符号 $\cong$（图 3.1）表示全等于。维持 S 和 s 之间的分数线，用 S（—）s 表示，指的是在能指链 S...S' 中，S 和 s 尚未建立结扣点。

因此，我们认为换喻描述的是句子中主题连续性的产生方式。

换喻中，能指为表达连贯的信息以相对线性的方式连接。这种主题连接的过程反映了连续性的心理体验。换言之，我们之所以体验到连续性并不是因为它客观存在于外部世界，而是因为我们不断地产生与主题相关的能指。因此，我们会将自己无穷无尽的思想流动体验为内容层面的连贯一致，而将换喻中能指的物质性影响降到最低：词语是用来传达预期的想法，而不是用来制造歧义性。

然而，在拉康的理论中，换喻不只是一种涉及能指链与所指关系的语言机制。对拉康来说，换喻也是一种决定主体言语的结构机制。换喻性言语无法定义身份：主体并不是由 S 和 s 之间的结扣点而暂时固定下来的。在意指层面上缺乏结扣点意味着换喻所起的作用是影射（allusion）主体身份，但又无法给出明确的定义。换喻暗含着言说主体，但实际上又没有明确定义其身份。

言说者使用言语时，会不自觉地指涉或影射自己。例如，使用人称代词可以让言说者出现在自己的言语中，但这些自我指涉并未命名言说者的特征。换喻可以呈现主体，但无法确定其实存：存在能述主体，但所述主体仍不确定。这就是拉康（1960，p.691）说能述主体在能指下消隐的原因。在换喻中，意义随着能指进程而产生滑动，不会给言说者一个固定的锚定点。之前的例句"我要给报社写信"可以很好地说明这一点。这句话提供了"我"这个主角要做什么的信息，但没有对他进行定义。基于这句话，读者可以对主角做出各种各样的解释：他也许是一个爱提抗议的固执的人，或者是一个遵循道德公民标准的人。这句话把一切都留给了解释：没有结扣点定义主体的身份；主体性在能指链下消隐。在换喻中，能述主体在运作，但在意指层面上，并没有产生所述主体。换喻性言语并未赋予主体一个明确的位置，因此它可以被称为"空"（参见Lacan，1953-4）。

54

隐　喻

　　隐喻过程则完全不同。昆体良（1856，book 8，chapter 6，verse 5）描述这种修辞方式是一个词从原本属于它的语言位置转移到另一个位置，转移后的位置要么没有合适的词，要么隐喻词更为合适。这样做的效果是为言语语境增加新的意涵。雅各布森（1953）将隐喻解释为共时性过程，这个过程中一个能指基于相似性取代了另一个能指。拉康接受了这种观点，并提出两个公式来描述隐喻结构。在1957年，当他提出换喻公式时，他对隐喻的描述如图 3.3 所示（Lacan，1957b，p.429）：

$$f\left(\frac{S'}{S}\right)S \cong S(+)s$$

图 3.3　隐喻（Ⅰ）

　　此公式表明，隐喻由能指 f () S 函数构成，其中能指 S 被另一个能指 S′ 替代。这种替代全等于意指生成，在公式中用 (+) s 表示：信息中加入了额外的意义。事实上，隐喻过程的典型特征是对能指与所指之间分界线的穿越；结扣点将能指（S）和所指（s）连接起来。这个公式表明，在能指链中引入另一个能指（S′）后，所指范围变宽了，产生出新的意义，延伸了言语的范围。

　　拉康描述隐喻结构的第二个公式如图 3.4 所示：

$$\frac{S}{\cancel{S'}} \cdot \frac{\cancel{S'}}{x} \to S\left(\frac{I}{s}\right)$$

图 3.4　隐喻（Ⅱ）

　　这个表达式表明隐喻是能指链中的一个过程，公式左边部分的两个分数由点来连接，其中能指 S 替代了另一个能指，这个能指虽没有说出来，却是能指链中的换喻性预期，由划掉的 S′ 表示。公式

中的 x 代表意指的换喻性预期。隐喻实际产生的能指 S 在给定的言语语境中是出人意料的，它破坏了换喻过程：在所指层面，隐喻破坏了连续性。隐喻在意指层面带来了意义的改变，并为意指过程增加了新观点。事实上，能指替代的隐喻性效果是引入意义（Lacan，1959，p.465）。在这个公式中，拉康用下面的符号来表示这种"能指对所指的影响"（Lacan，1957b，p.428），其中 I 指的是能指的影响，而 s 指的是受到影响的所指（图 3.5）：

$$\frac{I}{s}$$

图 3.5 能指对所指的影响

我们可以在《圣经·新约》中找到隐喻的例子，基督对他的门徒彼得说："你是我建立教会的磐石。"（Matthew，16:18）这句话中没有说（划掉的 S'）的是，基督已经选中彼得在他死后领导教会。基督称彼得为所要建立教会的磐石，意味着他应该继承基督，创立教会运动，但使用磐石和建筑的比喻，额外增添了坚固的维度（引入所指）。与沙子相比，磐石提供了坚实的基础：建在磐石上的建筑不会倒塌。

对拉康来说，隐喻就像换喻一样不仅是语言修辞方式，更是塑造主体的一种言语结构模式。他对隐喻的讨论与文学创作关系不大，而更关注使用语言如何影响说话的人（speaking being），正如他的公式中所描绘的那样。

就主体性而言，隐喻的效果是界定和标记之前一直暗含和消隐的主体。在所指层面，隐喻赋予主体谓词（predicate）或特征，并通过言语告诉我们个人的身份信息。隐喻命名了能述主体，并产生了一个所述主体。这种命名创造了一种个人身份模式，并将主体铭写到社会关系的网络中。这种方式暂时揭示了一个人在与他人关系中所占据的位置。

在之前的例子中，我们可以认为命名产生了主体性，因为通过隐喻，我们可以认为基督是建立者，彼得是磐石。这些命名明确了他们各自的位置：建立者基督是主动的、有能力的，他有一个未来需要完成的任务；磐石彼得相对于基督建立教会的计划处于被动的和受期待的位置，但他也是基督活动中不可或缺的起点。没有彼得，基督的教会就无法建立。除了为这些个体指定位置，隐喻还告诉我们两个人物之间的社会关系。基督和彼得处于互补的位置，并因共同的任务而命名。因为只有两人都扮演好各自的角色，创立教会的任务才能实现。

关于父亲的名义[1]的隐喻

拉康作品中的一个重要举措是将隐喻结构应用于弗洛伊德以神话描述的俄狄浦斯情结（Oedipus complex）。拉康认为，俄狄浦斯情结表达的逻辑实际上涉及一个隐喻化的过程。

拉康受克洛德·列维－斯特劳斯作品的启发（Lacan，1956b；Lévi-Strauss，1949，1958）而做出这种解释。列维－斯特劳斯作品提出的一个重要观点是，社会群体，如家庭或部落，起到系统的作用，其运作逻辑可以用各种能指组合来理解。每个社会群体的特点在于它具有一种结构，即其成员占据特定的位置并遵循一套典型的交换关系。根据个人在群体中的地位，某些交换是允许的，甚至是必需的；而另一些则是禁忌。列维－斯特劳斯讨论的交换对象包括词语、商品、食物和女人。

列维－斯特劳斯作品中的另一个观点是，命名（naming）在建

1　Name-of-the-Father 这个术语有很多中文翻译，如"父亲的名义""父之名""父性""父姓"，我们可以在后文中看到这个术语强调的是对母亲欲望的"命名"，并不带有更多家族血统传承的味道，所以我个人倾向于将这个术语翻译为"父亲的名义"或简称为"父之名"，这两个译名在下文中存在着一定程度的混用。——译者注

立结构和规范交换中起着关键作用。例如，通过同一家庭或同一图腾获得的共同姓氏（name），可以产生统一性并决定一个新成员是否可以被群体接纳：姓氏确定了群体成员的身份。带有某个姓氏的额外影响是，交换被界定为必需的、允许的或被禁止的。例如，有资格成为群体领袖的人可以做对其他团体成员来说是禁忌的事情，反之亦然。不同的姓氏赋予群体成员不同的位置，并建立了地位和等级制度，每个位置都有一套可以或不可以的交换制度。为了理解群体结构及其典型的交换模式，列维－斯特劳斯主张通过观察来研究实际的群体功能。然而，这种结构和交换模式也可以通过研究神话推导出来。

拉康采用与列维－斯特劳斯类似的方法解释俄狄浦斯情结：可以将弗洛伊德的模型看作一种神话式的解释，它阐释了主体与他人关系的重要转折点（Lacan，1960），为了充分理解它，应该从人际关系的位置和交换的角度勾勒神话的结构。拉康认为，俄狄浦斯情结的基本结构实际上涉及一个隐喻化的过程，其中命名是一个关键的组成部分。俄狄浦斯动力学完全可以用他称为"父之名的隐喻"（Lacan，1959，p. 465）或"父性隐喻"（Lacan，1959，p. 463）来描述。由于拉康用父性隐喻并未发生（non-event）的方式描述精神病，我会在下一节详细讨论这个隐喻。

这种结构性方法的优点在于，它强调成为主体的过程是逻辑层面发生的转变，从而避免了对家庭生活中爱恨场景的想象性猜测。此外，由于强调的是形式关系，［所以］它不会理想化或病理化任何特殊类型的家庭组合，也不会对家庭实际成员提出规范。例如，父亲也可以承载母亲对孩子的欲望，母亲也可以是连接父亲的名义的保证。关键在于，这两种功能在父性隐喻中都是至关重要的。

58

父之名隐喻中的欲望和命名

拉康（1959，p.465）用来说明父之名隐喻结构的逻辑公式如图 3.6 所示：

$$\frac{父亲的名义}{母亲的欲望} \cdot \frac{母亲的欲望}{主体的所指} \rightarrow 父亲的名义 \left(\frac{O}{阳具}\right)$$

图 3.6　父之名隐喻

在解释拉康这个隐喻结构的基本公式时，我们首先要注意这个约除掉的能指："母亲的欲望"。拉康从这个能指出发，表明父之名隐喻建立在母亲和孩子已形成的关系之上；如果没有父之名的能指，孩子就无法对母亲欲望的能指获得可理解的所指。因此，就拉康的公式而言，父之名隐喻的起点可以描述为（图 3.7）：

$$\frac{母亲的欲望}{?}$$

图 3.7　母亲的欲望

在这个公式中，"母亲的欲望"表示孩子有母亲欲望的能指，但它的所指不确定，由问号表示。拉康在他的第 5 研讨班（1957—1958）上指出：母亲欲望的能指严格来说是物质性的，它由儿童对母亲出现和消失的认知表象构成。孩子知道的是有时母亲在场，有时她缺位，但并不明白这两种状态的意义。与母亲欲望的能指一起出现，但无法通过它本身得到解释的问题是，什么决定和调控母亲的缺位，以及儿童在母亲的欲望中所处的位置。按照拉康的理解，母亲欲望缺少所指会引起焦虑：原始主体就像一个被动受到他人控制的客体，没有自己明确的位置。因此，他提出孩子被母亲欲望抓住的观点。在与母亲的关系中，孩子感到自己很重要，但对母亲参与这种独特关系的动机缺少清晰的认识。拉康（1956-7，p.169）在提到雅克·卡佐特（Jacques Cazotte）的小说《恋爱中的魔鬼》（*The Devil in Love*）时说，孩子心中藏着一个根本问题："你想要什么？"（che vuoi？）这个问题源于对母亲欲望能指的获取，但主体在发展的第一阶段无法回答这个问题（Chiesa，2007）。

在这种逻辑中，建立母亲欲望的早期表象是日后隐喻化的绝对条件。只有在孩子经历了被他人欲望捕获，却又不确切知道这意味着什么的时候，父之名隐喻才能启动。

拉康在第 4 研讨班（1956—1957）和第 5 研讨班（1957—1958）以及他在 1959 年有关精神病的文章中指出，解释母亲欲望之谜的第一步是相信孩子的存在才是母亲在场 – 缺位的动力。这种信念使孩子错以为自己是母亲欲望的中心。用拉康（1956-7，1958）的术语来说，孩子是母亲"想象的阳具"（imaginary phallus）或是欲望的所指：这种信念对人类的自恋很重要，但当孩子开始意识到自己在这个世界上并不唯一，其他人也会吸引母亲的注意时，这种信念通常会减弱。这就引发了一场想象性斗争，并产生"爱恨交织"和"嫉妒享乐"这两种我在镜子阶段的讨论中已经提到过的情感：孩子会把他人看作争夺母亲欲望特权位置的竞争对手。孩子也开始怀疑自己是否是母亲欲望的唯一对象。

父之名的建立结束了这种想象性斗争，并导致对母亲欲望的全新解释。在父之名隐喻［公式］中，父之名的能指替代了母亲欲望的能指，并导致新意指的产生。在公式中，这种替代如图 3.8 所示，［出现］在箭头的左侧。

$$\frac{父亲的名义}{母亲的欲望} \cdot \frac{母亲的欲望}{主体的所指} \rightarrow 父亲的名义\left(\frac{O}{阳具}\right)$$

图 3.8　父之名替代母亲的欲望

父之名的特征在于它命名了母亲的欲望，公式中用约除来表示。

父亲能指替代母亲能指的出现，使欲望服从于更广泛的象征界背景，即社会群体的结构和交换。父亲的名义是文化和禁忌的能指，文化禁忌（如乱伦禁忌）和文化要求（如异族通婚原则）通过这个能指强行加入主体和大他者交流的背景中。父亲的名义能指替代母亲欲望的能指，使母亲的欲望失去了其神秘的特性。至此，它是一个可以用人们彼此普遍接受的方式解释的能指。父亲的能指使母亲的能指纳入象征界，并使之服从于法则。通过父亲的能指，母亲欲望的能指被整合到人们交流的日常话语中。

61   这种命名的直接效果是产生了欲望的所指，公式左边"主体的所指"显示了这一点。通过将父亲能指带入母亲能指的辩证中，主体获得了母亲想要什么的概念。这种命名使主体能够理解人际关系动机的普遍性和母亲欲望的特殊性。

在父之名隐喻的逻辑中，父亲不是一个实在界或想象界中的人（就像俄狄浦斯神话中的情况一样），而是一种象征功能，所有成员包括母亲、父亲和孩子都服从于这种功能。它为人类文化和社会可行原则提供了内在基础，并使（母亲）大他者和重要他人的行为更容易理解。

在拉康对父之名隐喻的讨论中，法则并不像弗洛伊德描述俄狄浦斯情结那样被强加在主体身上，而是在象征层面强加给（母亲）大他者。父之名隐喻公式表明，父之名的能指主要是命名母亲的欲望，而不是给主体身份。在这一逻辑中，只有通过某种炮击效应的方式，孩子才被赋予一个能指或名字：父亲的名义命名了母亲的欲望，使孩子的位置得以确定。通过父亲的名义，孩子在与（母亲）大他者欲望的关系中得到承认。

这个观点有趣的地方在于它将承认和命名原则铭写到三元逻辑中。然而，在拉康的第1、2、3研讨班中，他以二元逻辑讨论这个承认原则：人类没有天生或真实的身份，而是一种"想成为"（want-to-be）[1]特征（Muller and Richardson，1982，p.22），最终主体间的承认内容会填补这种缺失。拉康受黑格尔的作品以及亚历山大·柯耶夫（1947）对黑格尔的解读启发，认为主/奴辩证法最适合描述这种逻辑。他的观点是，只有当两个人默许接受各自"主人"和"奴隶"的位置时，才会产生主/奴关系（Vanheule et al.，2003）。如果他们这么做，他们就会达成一种界定二者的象征性契约。这种相互承认至关重要，因为它决定了彼此的身份以及他们关系的性质。图 3.9 是主奴承认逻辑示意图，并显示出通过某种方式承认他人（y=主人）也就决定了自己的位置（x=奴隶）：

62

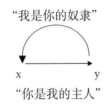

"我是你的奴隶"

x　　　　y

"你是我的主人"

图 3.9　主人和奴隶之间的承认

x 给 y 的信息"你是我的主人"（用 x → y 表示）清楚地向我们表明，反过来说，x 是另一人的奴隶（用返回箭头表示）。实际上，通过以某种方式定义他人，主体以"颠倒的形式"从他人那里收到自己的信息，并得出结论"我是你的奴隶"（Lacan，1954-5，p.324）。这种颠倒意味着"我"和"你"替换了代词和所有格代词"你的"和"我的"，名词"主人"由语义相反的"奴隶"取代。在其颠倒的形式中，"你是我的主人"这句话变成了"我是你的奴隶"。根据这种推论，人们通过定义他人的方式确定自己的身份。

父之名隐喻中的情况则不同。第三方命名 y 并强加给它一个框架，基于这个框架定义 x（主体）。［因此］父亲的名义本身并没有定义主体，而是将法则强加给（母亲）大他者，强加给主体和（母亲）

1　拉康在谈及缺失（lack）时指出，缺失首先是存在（being）的缺失，法文为 manque à être，谢里丹将其译为 want-to-be，故这种"想成为"必然带有缺失，即欲望。——译者注

大他者之间的社会纽带。在此过程中，某些交换关系遭到禁止，同时开辟出另一种交换关系。由于这种命名，（母亲）大他者的行为，至少包含了一个来和去的结构，不再是纯粹的谜，而是对主体而言开始变得有意义。

父之名隐喻中的阳具和大他者

虽然父之名隐喻公式的左侧部分显示，引入父亲能指，为（母亲）大他者的欲望创造了所指，但右侧部分则表示认同层面的后果。事实上，建立父亲的名义这一能指的另一个作用是为象征性认同提供空间，即一种以能指引导的认同，它涉及一个人在群体中的位置及其相对于欲望的位置。如前所述，父亲法则向孩子表明指导（母亲）大他者的抽象原则，这些原则也影响着社会交换关系。因此，（母亲）大他者的欲望不再是一个谜，而是通过将父亲能指连接于母亲能指而得以探寻的规范维度。如果继续探寻母亲的欲望，孩子将不得不得出这样的结论：与最初认同于想象性阳具的想法相反，自己并不是母亲欲望的唯一焦点：孩子会认识到，与（母亲）大他者的关系涉及赢得嫉妒享乐和爱恨交织的战斗。建立父亲能指，母亲的欲望就会以交易的模式和法则为框架。除了母亲的位置，她还扮演着其他角色，例如，妻子的位置等；除了与孩子的互动，她还参与许多其他的交换关系，例如，她可能将大量的时间用于工作或休闲活动，而这些活动与孩子无关。在这个阶段，孩子会看到母亲的欲望并不只是针对孩子，也不再会引起更多的竞争，而是会产生什么组织了母亲欲望的问题。这个问题的答案就是"阳具"[1]或"象征性阳具"。

1　Phallus 这个词常见的翻译主要有"阳具""石祖"，还有根据这个能指无所指的特点而音译为"菲勒斯"，弗洛伊德的著作中大量涉及的阴茎（penis）在拉康的著作中指的是生物学器官，而拉康用阳具这个术语主要强调其理论关注的是这一器官的想象性功能和象征性功能。"石祖""菲勒斯"都是不错的翻译，相比而言，"石祖"这个翻译更倾向于人类学，本书为了保留这个能指与生物学器官的联系采用了"阳具"的译法。——译者注在拉康（1958，1959）的理论中，象征性阳具的概念等同于让母亲欲望的对象值得欲望的根本特征。为了在（母亲）大他者的欲望中找到自己的位置，孩子会发现并认同这些特征。例如，在一个典型的核心家庭谱系中，象征性阳具的问题涉及与父母之间的关系。在这个意义上，小男孩的无意识问题是，"我父亲身上有什么让我的母亲着迷的东西？小男孩会努力找到并认同那些吸引母亲注意力的特征。因此，他所采用的都是日后能成为自我理想的能指。在拉康的公式中，用母亲的欲望被父亲的名义取代，就是下面公式右侧部分代表的结果（图 3.10）：

$$\frac{父亲的名义}{母亲的欲望} \cdot \frac{母亲的欲望}{主体的所指} \rightarrow 父亲的名义\left(\frac{O}{阳具}\right)$$

图 3.10　阳具意指的产生

该公式的最后部分显示，建立父亲的名义（用→表示）的效果是，主体对待大他者（公式中的 O）的方式完全服从于阳具逻辑，用分数"O/ 阳具"中的分母阳具表示。在这个公式中，阳具是所指，构成大他者的能指无不与之相关。

在《论精神病任何可能治疗的先决问题》这篇文章中，拉康对大他者的概念作出了相当具体的解释，将其定义为"他［主体］实存问题出现的地点"（Lacan，1959，p.459）。换句话说，在无意识层面，每个言说的主体，"精神病或神经症"（Lacan，1959，p.458），都面临着一个关于自身主体身份的基本问题。"我是谁"这是所有人类无意识中要面对的问题，对于这个问题，没有固定答案可用。

更准确地说，这个问题涉及三个问题：第一个是"性别"，第二个是"存在的偶然性"（Lacan，1959，p.459），第三个是"爱和生殖关系的能指"（Lacan，1959，p.461）。主体的性别问题涉及一个人是男人还是女人，以及如何塑造性别身份的问题。存在的偶然性问题指的是生命的偶然性，以及在死亡面前生命意味着什么。爱

64

和生殖关系的能指涉及爱侣之间的真正关系以及为人父母的问题。

由于这些问题属于无意识层面，因此它们无法用词语来表达，而是主要通过症状表现出来（Lacan，1959，pp.457-8）。这种看法为拉康彻底重构症状提供了理由。我们不应将症状视为疾病的标志，而应该将其看作表现主体实存问题的现象，并通过这些现象表达主体的位置。事实上，包括失眠、恐慌或厌烦在内的各种现象之所以有意义，正是因为它们表达了构成主体性的基础问题（Lacan，1959，p. 457）。这里的主体不是提出问题的反思性实体，而是因问题通过症状表现出来而产生的实体。是问题产生了主体，而不是主体出现了问题。然而，这些问题并没有产生出一种统一感，反倒是构成了主体分裂的根本原因。这些问题永远无法得到彻底解决，人类无法提出任何必然的答案。因此，拉康（1959，p. 459）认为，"实存的问题笼罩着主体，支撑着他，侵入他，甚至从各个角度撕碎他。"

65　　事实上，在拉康 1950 年代的作品中，他主要从实存问题对主体产生的影响方面来探讨主体性问题。这些实存问题被认为是以症状的形式出现在临床中的人类生活的必然问题，而不是自我意识的问题。拉康在这一阶段没有解决，但在 1960 年代所提出的问题是主体在成为主体之前是什么？显然，拉康更愿意采用语言过程的唯物主义视角来界定主体的概念，而没有考虑主体的前言语状态。

拉康的父之名隐喻公式表明，在无意识层面，无法为主体实存问题找到答案。正是纳入父亲的名义为解决这些问题提供了框架。换句话说，父亲的名义提供了一个象征性结构，可以为这些问题构建出答案。原则上说，是通过象征性认同来实现的。人们使用阳具特征来回答自己的实存问题——他们认为这些特征使自己对他人有吸引力。这就是拉康公式的最后一部分所表达的：建立父亲的名义，使阳具成为在大他者层面上所有关于主体问题的共同分母。

然而，在提出这一点时，拉康有一个相当精确的概念，即阳具是一个永远缺失的能指。我们不应将阳具解释为一个幻想或想象的对象，更不应该视其为性器官的象征，而应该从欲望方面来进行理解（Lacan，1958）。在拉康看来，与大他者的对抗相当粗暴地揭开了主体的欲望维度。起初，这个维度令人困惑，但随着父亲的名义的引入，这种对抗产生了一种假设：一定有什么东西引起欲望。拉康给这个假定的原因所起的概念性名称是阳具；阳具是言说主体在寻求引起欲望的原因时寻找的能指。同时，拉康（1958）将阳具定义为一种否定（negativity）：它是人们以西西弗斯式的方式寻找但永远找不到的能指，但这并不意味着他们的寻找是徒劳的。当人们在寻找是什么决定了欲望时，就会对他人身上发现的能指或特征进行认同——这些能指被视为引起欲望的线索。这些象征性的认同标志着主体性。它们构成了能指库，当实存问题出现时，这些能指会被调动起来。只要这些能指代表着永远未知的阳具，就可以认为它们具有阳具性。

精神病对父亲的名义的排除

在神经症中，父亲的名义的能指取代了母亲欲望的能指，从而开启了一种辩证的认同。两种无法相容的认同对寻求统一的自我来说是不愉快的，因而受到压抑（Nobus，2000；Ver Eecke，2006；Verhaeghe，2004）。精神病的情况则不同：出于某种原因，父亲的名义的能指仍然缺位。拉康指出："在召唤父亲的名义的时刻……大他者的回应纯粹是一个空洞。"（Lacan，1959，pp.465-6）拉康引入排除的概念指代这种父亲的名义的缺位（Grigg，2008；Lacan，1955-6，pp.321，1959，p.465；Maleval，2000）。排除导致的结果是父性隐喻未能启动。

拉康将排除定义为弗洛伊德所说的"肯定"（Bejahung/affirmation）的反面。对弗洛伊德来说，肯定概念指的是存在判断。这是幼儿判定某物是否存在的过程："它认定或质疑某一表象在现实中的存在。"

（Freud，1925，p.236）弗洛伊德认为，存在判断的基础是与冲动（drive）相关的"原始知觉"。原始知觉指的是一种幻觉式知觉模式，它由力比多愿望满足决定，而与外部现实的表象无关。存在判断侵犯了这种原始知觉，并对知觉是否符合外部现实作出判定。肯定意味着认定这种知觉是现实中存在之物。肯定导致的结果是将原始知觉转化为表象，在更广泛的意义上说，是创造出一个以表象为基础的心理生活（Hyppolite，1953）。相反，如果与冲动相关的原始知觉受到质疑，并被认为在现实中不存在，那么就不会产生心理表象。

拉康在他的第 1 研讨班上提到"肯定"概念后，在第 3 研讨班上又进一步讨论了这个概念。拉康提出，通过存在判断，"主体为自己构建了一个世界，最重要的是，他将自己置于其中，也就是说，他设法成为他已承认之人——当他发现自己是男性的时候，他是男人；反之，她则是女人"（Lacan，1955-6，p.83）。

从这个意义上讲，肯定并不涉及一般的心理生活，而只涉及其中的特定层面。它只涉及构成无意识的主体实存问题。肯定带来的效果是可以通过能指来解决实存的问题，使主体能够作为主体在世界中占有一席之地。我们从拉康对父性隐喻的讨论中，不难看出他如何得出结论：精神病中的"非肯定"（non-Bejahung）或排除涉及父亲的名义（Lacan，1959，p.470）。随着父亲能指的加入，主体在无意识层面的实存问题可以用阳具这个术语来处理。然而，对父亲的名义的排除破坏了这种主体性发展。

然而，在 1959 年之前，拉康已经用 Verwerfung[1] 或 rejection（弃

---

1 拉康在阅读"狼人"个案时，认为 Verwerfung（弃绝）是精神病的特定机制，但一直没有确定对这个德语词的翻译，比如他使用过 rejet、refus、retranchement，直到在第 3 研讨班中提出 forclusion（英文对应的翻译是 foreclosure）。foreclosure 常见的中文翻译有"排除""脱落""除权""除权弃绝"，李新雨先生在《拉康精神分析绍介辞典》中的一个注解里（第121 页）从"存在判断"的角度指出，父亲的名义并非已有（象征）之物的"脱落"，而是登陆象征秩序之前就被预先"排除"。我个人选择"排除"这个译法的原因是，在第 3 研讨班（英文版）正式出现 foreclosure 之前，拉康选用的是 exclude（排除）一词来指代同一功能；而第 3 研讨班的英文版原文中也有大量混用这两个术语的现象。此外，"除权"或"除权弃绝"也是很好的译名。——译者注

绝／拒绝）概念来指代"非肯定"的问题，但还没有具体地将排除／非肯定与父亲的名义联系起来（参见 Lacan，1953-4，1955-6，1957a）。在这一阶段，他并没有把"非肯定"与父亲的名义的能指联系起来。在他对"狼人"的讨论中说明了这一点（Freud，1918；Lacan，1955-6）。弗洛伊德认为，在狼人的案例中他拒绝了阉割，因为没有引入阉割的心理表象，所以阉割只能以幻觉的方式被体验。这种对阉割的幻觉体验在"狼人"身上得到了证明：他回忆起有一次他在玩刀的时候割破了自己的手指，只剩下一块皮挂着。拉康（1955-6，p.13）在他第 3 研讨班的开始部分讨论了这个案例，他认为，"狼人"的问题实际上包括对阉割的拒绝，也就是说，阉割未得到象征界的承认。换言之，"肯定"没有发生，因此，没有建立起阉割的能指。他说，其结果是，阉割的主题通过幻觉"重新出现在现实中"（Lacan，1955-6，p. 13）。后来，拉康不再使用拒绝作为"非肯定"的同义词。拒绝这个词的问题在于，它暗示了之前已接受的表象，后来受到驱逐，因此曾经有过"肯定"。为了避免这种混淆，拉康在他的第 3 研讨班结尾处使用排除这个术语直接指称"非肯定"（Lacan，1955-6，p. 321）。

拉康使用排除这个概念的有趣之处在于，它实际上不同于弗洛伊德在精神病中所采用的投射和拒绝的概念。如第 1 章所述，弗洛伊德（1911）一开始倾向于用投射的概念来描述精神病的基本防御模式。拉康（1955-6，1959）特别批评了这种观点。他认为这种观点毫无用处，因为投射并非精神病所特有。毕竟，在神经症性幻想和精神病性妄想中都可以看到投射。此外，他认为投射的概念会使临床工作者沉溺于想象性猜测之中，而这不利于把注意力放在对能指如何组成链条的研究上。［相比于投射］，排除的概念可以更好地把注意力集中在象征界。

此外，拉康使用排除的概念来替代"非肯定"，这是一个有趣

68

的选择。排除不是一个典型的心理学术语，根据拉康自己的理论，我们将这个术语的用法视为隐喻。排除（foreclosure）这个词实际上来自法律体系：它指的是房主无法支付按揭的利息，导致债权方可以收回和出售房产的情况。对它的定义是"因未按照正式约定偿还借款而收回用借款购买的财产"（Cambridge Advanced Learner's Dictionary，2008，p.559）。拉康用这个概念来隐喻精神病中所有权的基本问题。父性隐喻的建立将个体引入社会秩序，并通过认同使他成为社会传统的"共同所有人"；而在精神病中却没有这种演变，因此个体仍然是局外人。

排除的后果

如上文所述，隐喻机制意味着对消隐的主体进行命名。隐喻在所指层面上产生新的意义，并引入所述的主体。就父性隐喻而言，这意味着能够用意义描述（母亲）大他者的欲望，可以用阳具来讨论主体实存的问题。父性隐喻确定了欲望（母亲）大他者的身份，并使一个人能够用认同阳具来回应（母亲）大他者的欲望。事实上，建立父亲的名义的能指意味着欲望和身份问题在文化传统的背景中才具有意义。

父性隐喻的缺位，意味着主体在母亲的欲望中没有得到命名；在实存的问题上，仍然有一个空洞。由于父亲的名义的排除，无意识层面提出的实存问题——"我是谁？"和"你想从我这里得到什么？"——无法以常规的方式作答。这些通常导致主体的表达无法得到一个答案的问题，让身份体验变得不稳定。事实上，在精神病中，父亲的名义所代表的社会文化答案无法成为个体与他人建立关系时表达出主体位置的基础。

这意味着（母亲）大他者的欲望本质仍然是一个谜。在精神病中，回答他人想要什么之谜所需的"传统编码"是缺位的。其结果是，在理解他人的意图方面存在根本性的困难，正如心智理论家（Brüne，2005）所指出的，难以"理解"他人的想法。在拉康的父性隐喻公式中，排除意味着"母亲的欲望"能指对主体的意义仍然不清楚。其结果是，准确解释他人的意图并设法对他人的欲望得出结论变得非常复杂和痛苦。排除的一个特点是，无法对他人的欲望得出"阳具性"结论。在精神病中，与他人对抗会产生困惑，亲密关系也是如此。过于亲密的人际要求会带来困惑，导致几乎无法理解对方的意图。越接近（母亲）大他者的欲望，所经历的困惑和恐惧就越多。

这种无法在与他人的关系中找到安全位置［的情况］，也会影响个体对社会群体（如家庭）的感受。虽然群体间的交流并非不可能，但排除通常意味着群体内缺少内在联系和共同关注的议题。无论个体在群体中实际占据什么位置，排除都会让主体感觉自己是局外人，根本没有归属感。

排除的第二个后果是，个人身份的问题——"我是谁？"——仍然得不到回答。排除在个人的身份层面上留下"黑洞"：例如，性别身份通常会构成人类的主体性，但［精神病］按照传统话语方式表达自己是谁就无法解决性别身份的问题。这是因为并没有建立表达这种传统的象征性框架。主体身份问题一直存在于无意识层面，但精神病主体无法使用传统的能指处理它们。因此，主体（身份）仍然无法建立。隐喻通常会命名言语的能述主体，并产生一个所述主体，而排除则会破坏身份的体验。

事实上，就个人身份而言，父亲的名义的排除意味着仍然缺少一个解决实存问题的框架。其结果是，个体面对是男是女的身份［问题］、如何处理爱与性、如何塑造代际关系或是向死而生的意义，都缺少一个可靠的支撑。父性隐喻的缺位造成不能从阳具的角度处理这些问题，即无法在个人与他人的关系中变得值得欲望的层面上

70

来解决这些问题。在精神病中，"我是谁？"这个问题不会引起个人如何能够且应该与他人建立关系的思考。作为排除的结果，主体实存的问题揭示出拉康所说的"实在界"，也就是根本没有所指的领域。身份的问题无法用能指回答，甚至使能指链陷入僵局。在精神病中，实存的问题令主体感到困惑：它们不是通过能指间的互相参照使主体出现，而是实际上导致了主体的消失。

无意识在精神病中的特殊地位

尽管拉康认为，神经症和精神病在无意识基础上所提出的问题相同——"我是谁？"和"你想从我这里得到什么？"——但他认为无意识在这两种结构中所处的地位不同。

这些问题在神经症中是通过纳入规范化的答案来解决的，拉康使用父亲的名义这一能指来解释这一点。建立这个能指作为处理欲望［问题］的参照物，使主体的身份得以形成，并通过能指链提出答案。鉴于这样的答案只是某种建构，它们因此也会引发冲突。神经症症状和无意识构形（formation），例如梦，是这种冲突及其压抑表达的结晶点。在对神经症的精神分析治疗中，分析者可以理解其症状和梦，并探索症状所揭示的内容：症状和无意识构形是遮蔽主体真理表达的谜语。

精神病的情况则不同，因为所涉及的问题并非压抑。拉康（1959，p.465）写道，排除指的是"不同于压抑的无意识功能"。如上所述，排除意味着无法通过采取传统话语的立场来探讨实存问题。这意味着，在面对实存的问题时，无法使用能指来表达主体。拉康（1959，p.465）说，"在召唤父亲的名义的时刻"，也就是说，在要求自己对实存问题的立场时，大他者的回答"只是一个洞"。在精神病中，由于主体面对实存问题时缺少大他者层面的象征性指引，因而

71

仍然无法确定主体性。由于没有产生隐喻的效果，所述主体未被确定，主体的身份也没有建立起来。事实上，精神病的典型特征是，主体无法将与大他者的关系表达为欲望。拉康对此指出，大他者层面上的洞导致了"在阳具性意指的位置有一个相应的洞"（Lacan，1959，p.466）。与神经症相反，精神病主体实存问题的解决方案不是在与他人的关系中变得值得欲望。这样的对抗动摇了主体的基础。

此外，精神病中的无意识元素不是像神经症那样被体验为来自内部——症状表达的是遮蔽的真理——而是被体验为来自外部的奇怪信息。由于"肯定"的缺位，主体实存的主题并没有进入象征界法则，而是出现在实在界中以令人困惑的、压倒性的问题从外部困扰主体。这就是拉康所说的"在象征秩序中拒绝的东西重新出现在实在界"（Lacan，1955-6，p. 13）和精神病中"未被象征化的东西重新出现在实在界"（Lacan，1955-6，p.86）所表明的内容。无意识的表现被体验为外部现实：无法用自己广义上说的精神生活来解释的奇怪信息。

拉康（1959，p.472）在讨论施瑞伯的个案研究时，举了一个例子说明无意识的外部状态如何表现在临床上。施瑞伯在第二次发作前的潜伏期，在白日梦的状态下，幻想自己是一个处于性行为中的女人，这该是多好的事。这个涉及他作为男人或女人性别位置的幻想，不应被认为是他自己想象的产物——这种判断会引向压抑——而应被看作一种无法忽视的奇怪的交流。拉康认为，这种反应表明，无意识的产物被体验为来自外部的上帝的信息。起初，施瑞伯对这个信息感到迷惑和震惊：他不明白它来自哪里，也不知道它意味着什么。后来，同样的主题在妄想中得到了发展，导致施瑞伯得出他正在成为上帝妻子的结论。

与神经症中发生的情况相反，精神病中的无意识产物不是可以通过自由联想破译的虚构信息。事实上，拉康（1955-6，p.132）认为，

72

在精神病中，主体只是无意识的见证者："精神病是无意识的殉道者，这里的殉道者指的是见证者的意思。"拉康指出精神病是殉道者或见证者，［是为了］强调主体并不觉得自己参与了无意识构形。在精神病中，无意识构形强制自己成为言说主体；它们不能被理解为自我防御性的产物，以及隐藏欲望的表达。因此，拉康（1955-6，p.143）的结论是，在精神病中，"无意识是存在的，但没有起作用"。主体不认为自己是无意识的内在产物。［主体］要么认为这些产物难以理解，要么将其视为对某种外部真理的揭示。在后一种情况中，对真理的体验涉及与主体之外的动因（agency）（上帝、魔鬼、中央银行、达斯·维德……）的关系，而不是像神经症中所涉及的主体与自身的关系。在施瑞伯对他的性幻想的反应中，这两种位置都可以被找到。首先，他认为自己的白日梦体验不可理解；其次，他又将其解释为揭示出他与上帝关系所处位置的信息。

从临床的角度上说，无意识的外部状态意味着对精神病的治疗不是以自由联想来破译妄想或幻觉等症状（Apollon et al.，2000；Fink，2007；Maleval，2000；Svolos，2001）。对于精神病的治疗，分析家提供了一个场所，能够对［精神病］主体受到外部表现的无意识影响提供证明。这样做不仅是为了成为"疯子的秘书"（Lacan，1955-6，p.206），更是为了恢复主体的位置。分析家的目标是通过象征界和想象界为精神病体验到的实在界创造一个封闭的空间。精神分析创造出一个能指表达的空间，从这里开始，主体（我们设想为能指之间指涉的效果）得以产生。

此外，"我是谁？"和"你想从我这里得到什么？"这两个问题被视为症状和无意识构形的基础，拉康派分析家应尽量减少与这两个问题的对抗。从逻辑上讲，精神病性症状和无意识产物都是对这两个问题的回应。它们反映出与一个令人困惑的主体性问题的对抗。由于它们对患者来说都是来自外部，因此我们不能用遮蔽真理

73

的方式来探索这些症状和产物。所以，临床工作不应以产生自由联想为目标，而应着眼于发现症状所涉及的身份相关的问题。例如，出现在妄想和幻觉中的能指通常影射了特定的实存问题，这些问题是病人无法忍受的，而分析家的任务就是要发现它们。通过与精神病患者的交谈，分析家会努力帮助其避免与身份问题进行残酷对抗，并支持患者在处理这些问题时所找到的解决方案。

以顺从的想象性认同补偿排除

拉康关于父之名的排除的论题同时伴随着一个观点，即决定主体的隐喻过程本质上是不稳定的。然而，他进一步指出，这种不稳定可以通过某些补偿模式得到部分修复，这些模式填补了无意识质询主体实存而造成的空洞。在 1950 年代，拉康讨论了两种补偿模式：创造一个妄想隐喻（Lacan，1959，p.481），我将在第 5 章对此进行探讨，以及顺从（conformist）的想象性认同（Lacan，1955-6，pp.192-3，204-5）。

顺从的想象性认同的特点是盲目地采用他人的生活方式和习惯性的行为模式。拉康（1955-6，pp. 192-193）在他的第 3 研讨班中从海伦·多伊奇（Deutsch，1942）描述精神分裂的仿似（as if）机制的角度讨论了这些认同。他将其解释为"对缺位的俄狄浦斯情结……的一种想象性补偿机制"（Lacan，1955-6，p.193）。多伊奇提出，仿似认同是从其他个体或群体简单复制过来的生活和思考方式。这种认同尤为突出的特点是缺乏情感性、不加批判且缺少主体性含义。然而，拉康认为，不应贬低这种认同；事实上，在排除的情况下，这种顺从的认同具有稳定的作用。仿似行为的功能在于，它允许一个人在不质疑他实际占据的位置的情况下，在与他人的关系中建立一个社会角色。它为一个人提供了成为男人、女人、父亲、母亲的概念……因此缝合了排除在主体性核心留下的缺口（Lacan，1955-6，p.205）。

74　　　此外，拉康（1955-6，p.193）的"想象性补偿"概念不应被理解为格式塔心理学过程，后者可能暗含着想象界中镜像阶段所具有的内涵。在拉康的讨论中，想象性补偿首先指的是获得回答主体实存问题的所指过程。例如，当一个人作为母亲的身份受到质疑时，想象性认同为其提供母亲是做什么的概念。事实上，想象性补偿的概念表明，主体身份并不完全是父性隐喻的效果。此外，采用他人的习惯，也可以获得一种应该如何生活的所指。模仿他人的行为，严格遵守日常生活的流程，可以避免身份问题。在这种情况下，生活是按照社会生活的叙事方式进行的，即按照生活应该如何与他人相处的脚本进行的。对社会生活叙事的想象性认同意味着一个人仅仅以叙事的角度思考自己。这就排除了对所做事情是否正确的质疑，而只有所做之事是无须证明的感觉。想象性认同避开了身份的辩证性冲突。

　　社会生活叙事几乎无处不在：从宗教和意识形态到情景喜剧、小说、商业广告和名人等，所有这些文化产品都提供了个体应该如何与他人相处的剧本。这样的叙事也可以在群体中被找到，群体中的所有成员都是展示个人该如何行事和相处的潜在榜样。补偿性想象认同的典型特征是，社会生活叙事只是单一规范，而不是与其他思想或观点辩证相关的思想或观点。这些叙事提供了一个模板，个体在此基础上塑造自我。换句话说，对叙事的认同可以被理解为顺从，不是因为叙事的内容，而是因为采用了这种方式。［个体］在这种顺从的认同中，完全且不加批判地采纳了一种特定的叙事。以一种非黑即白的刻板方式接受这种叙事，并将其视为把自己定位为男人、女人、丈夫、妻子等身份唯一可能的选择。在象征性认同中，［人们］会挑选话语中的元素而不是选择全部，因此，在认同话语中相互矛盾的元素时会经历心理冲突。但在想象性认同中，叙事被全部采纳。

这种想象性认同在神经症和精神病中都会出现，但所起的作用不同。在神经症中，想象性认同起到的作用与欲望相关，其目的是质疑或引起与他人的某种关系（Verhaeghe，1999）。在精神病中，伪装和假象并不是仿似认同的内容，而只是它的外表（façade），它的作用是为维持共同现实做最终的努力。

在内容层面上，作为顺从性想象认同基础的社会生活叙事可以是多样化的。它们可能包含传统的主流观念，也可能包含仅在亚文化中受到重视的更具颠覆性的生活方式。认同主流观点通常会导致一种社会认可但无趣的表现方式。比利埃（Billiet，1996，pp.54-5）用一个临床案例说明这一点，一位女性对自己在家庭中的理想定位是家庭主妇。另一方面，亚文化可能为人提供偏离常规但仍能帮助其找到身份感的人际关系模式。拉康（1955-6，pp.204-5）引用一个精神病罪犯的案例来说明这一点，这名罪犯无条件地采用犯罪团伙的帮规，而没有对他所过的生活有丝毫的道德冲突。例如，遵守帮规和使用暴力行为来展示阳刚之气，他可以补偿自己羸弱的男子气概。这种情况就是拉康（1955-6，p.205）所说的"异化是根本的"，是"消灭能指"的直接后果。这意味着，当父亲的名义这个能指被排除在外时，对社会生活叙事的认同可以具有一种修复功能，因为它们为个人与他人的关系提供了一组可遵守的固定规则，因此异化是根本的。

在我看来，拉康对能述主体和所述主体概念的区分为顺从的想象性认同提供了有趣的启示。毕竟，这些认同之所以引起注意，是因为在意指过程中能述主体的缺位。在神经症中，意指过程建立在能指之上。在面对主体身份的问题时，神经症的言语依赖象征性认同，通过这种认同形成主体身份的信息。父性隐喻在这里导致了一系列

75

与能指的阳具性认同，这些能指将主体定义为与大他者的欲望关系。当主体表达出对身份的质疑时，就会产生一系列能指。由这些能指构成的信息就是所述主体。［而］表达过程也意味着其他与之冲突的能指和认同被排除在外。主体的某些东西仍然没有说出来，这就是能述主体的形成过程。所述主体和能述主体是辩证张力中的两极。相比之下，顺从的想象性认同不是通过调动阳具性认同表达所述主体。在这种情况下，当人们通过质疑来表达主体，会通过社会生活叙事中表达出的所指而获得身份。社会生活叙事提供了一个框架，依此框架可以定义"我"（I）。它们为获得理想现实和理想自我提供了可能性，在此基础上可以管理日常生活。这种定义所述主体的方式并不会在能指层面上留下任何残余；没有未被说出的东西，因此我认为没有产生能述主体。然而，这并不意味着想象性认同是对父之名能指缺位所带来的主体锚定问题的完美解决方案。米勒（2009，p. 157）在讨论常态精神病时指出，虽然服从认同使主体定义自己成为可能，但在这种认同的边缘处经常可以看到空（emptiness）的维度。只有符合外部标准，主体性的感受才能得以表达。没有这种常规话语的支持，言说者的身份就不会产生，因此，空的感觉常常伴随着这种认同。

精神病性代偿失调

这些关于排除的想象性补偿的观点表明，拉康并没有将精神病等同于精神病学范式中的典型症状。相反，他将精神病理解为一种与自己和世界相关的模式，其特点是无法通过一系列内化的答案表达欲望和主体实存：象征界无法为主体辩证性表达其位置的过程提供锚定，因此拉康提出无意识是外在的概念。在这种情况下，一个亟待回答的重要问题是，离散的精神病功能模式是如何最终表现为精神病发作的。

　　拉康通过父亲的名义概念来回答这个问题，重新考虑触发精神病发作的观点。20 世纪三四十年代，他以特殊因和非特殊因的理论来探讨精神病发作（déclenchement）的问题（参见第 1 章）；而在1950 年代，他则完全以排除概念重新考虑精神病发作的触发因素。

　　我们看到拉康在他的第 3 研讨班中（1955-6，pp.205，250）提出，精神病性代偿失调（psychotic decompensation）往往是偶然发生的：当需要一个人对实存问题发表看法或采取某种立场的时候。如果父亲的名义被排除在外，主体就要面对必要的象征性支撑缺位的残酷问题：无法通过一套辩证性功能得出的答案来解决身份问题。其结果是［主体］完全失去稳定性：表达无法为主体提供一个立足之所，能指链开始断裂。这就是拉康对出现幻觉和妄想所做的解释（参见第 4 章和第 5 章）。与第一阶段的著作不同，拉康不再关注触发精神病的心理因或生物因，而是关注特定生活事件对个体通过能指表达主体位置（或者更具体地说，个体可以通过象征方式来界定事件的方式）的能力产生的破坏性影响。拉康（1955-6，p.306）用一个案例说明了这一观点。在西印度男子的案例中，他的代偿失调发生在伴侣告诉他怀孕的时刻。父亲的身份使他失去稳定，这一点从他之后与父亲有关的幻觉体验中可以看出。

　　在《论精神病任何可能治疗的先决问题》中，拉康（1959）进一步阐述了这种观点。他认为，与"实在"他人的对抗要早于精神病发作。在这种逻辑中，他人［之所以］是"实在的"，是因为他的行动不能［被纳入］象征界和想象界的框架：群体内的交换关系和社会位置的传统无法提供象征性框架来理解他人的行动。这会明确形成他人难以预测的感觉。如果不能以自己作为界定他人行动的想象性参照点，就会［导致］彻底的疏离感。

　　在这种情况下，拉康（1959，p.481）写道："但是，主体如何召唤父亲的名义到他可以产生但又从未出现过的地方呢？只可能是实在的父亲。"他还指出"实在的"父亲的概念不应被解释为一个人的实际父亲：实在的父亲不是生理或心理上的父亲，而是"太一父亲"（Un-père）（Lacan，1959，p.481）。拉康在解释"太一父亲"的概念时有些含糊不清。他可能不仅把这个父亲的概念与象征性父亲和父亲的名义相对，而且实在父亲的形象可能是指弗洛伊德《图腾与禁忌》（Totem and Taboo）中的原父（Freud，1913；Lacan，1963）。

在《图腾与禁忌》中，弗洛伊德描述了部落社会中社会组织演化的若干步骤，他将这些步骤联系于神经症的心理功能。弗洛伊德概述了部落社会中群体成员之间的交换关系如何逐渐受到文化法则和禁忌的约束。在此之前，是丛林法则指导着人与人之间的交换，原父则以一种对他有利的方式实施权力。但最终是部落的成员开始对彼此的行为施加限制。图腾象征化这些法则，表明抽象的原则如何指导群体成员的交换关系。

在我看来，拉康理论中关于遭遇太一父亲就会受到不稳定影响的观点与弗洛伊德在《图腾与禁忌》中的推论有关。正如在建立法则之前，原父的行动是难以忍受的——他们还不能用法则来判断，因为那时法则还不存在——实在的父亲因为没有父亲名义的框架而代表一种令人困惑的功能。拉康指出，实在的父亲若想带来这种不稳定影响，他"仍然必须来到主体之前无法召唤他到来的位置"（1959，p.481）。

拉康（1959，p.481）在对精神病发作的讨论中提出，只有当实在的父亲将自己置于"以想象对子 a-a' 为基础的关系中的第三方"时，与太一父亲的相遇才会产生触发的效果。拉康（1959，p.462）在这篇文章的前面解释了 a-a' 这个想象对子的概念。a 是法语 autre 的缩写，指的是想象的他人。a' 指的是自我。拉康使用 a' 这个符号是为了强调自我只不过是他人的内在镜像：一个人赋予自己的所有所指都是通过他人或（亚）文化上盛行的关于如何生活的观念获得的。拉康把实在的父亲指派到第三方位置，表明对主体所采用的社会生活叙事的彻底质疑是精神病性代偿失调的基础。顺从的想象性认同一定程度上弥补了排除的问题，而太一父亲的形象则破坏了这种解决方案的稳定性，并将缺位的能指呈现出来。这在主体性的层面上产生了戏剧性的影响：没有能指的物质支持，主体也就不能表达出实在父亲所触及的主体性核心。

结　语

拉康在 1950 年代对精神病的讨论关键在于父亲的名义的排除。其起点是重新解释俄狄浦斯情结，将其转化为基于语言学的一种隐喻，从而使主体和大他者的关系建立在欲望之上。起初，（母亲）大他者的欲望是神秘的，因为它只有通过主体无法理解的能指才能表达出来。当第二步，加入一个能指，父亲的名义进入这个领域时，这个谜团就被解开了：（母亲）大他者起初传递出的令人困惑的能指可以被解释为社会法则和禁忌，这就为主体在欲望方面的表达提供了一个语境。重要的是，拉康还指出，主体在无意识层面上面临着关于其自身实存的问题。主体作为一种活生生必死的存在、一种性别存在、一种关系性生物，并不是在出生时就确立的，而是必须通过语言来建构。在这种情况下，父亲的名义是主体的关键参照物：通过与这个能指的辩证关系构建身份。然而，拉康指出精神病缺少第二步：没有父亲的名义可用于表明主体的身份。在无意识层面上，这种缺位意味着指向有关主体实存问题的能指不能被体验为来自内部。因此，拉康将精神病中的主体称为无意识的殉道者，是外部奇怪信息的被动见证人。对父亲的名义的排除进一步导致了构成主体

79

的隐喻过程本质上是不稳定的。这种不稳定性不一定［表现得］具有戏剧性，因为它可以通过某些补偿模式得到部分修复，在其中对社会生活的想象性认同似乎最为突出。然而，对主体所采用的社会生活叙事的彻底质疑会产生戏剧性影响，并被视为精神病性代偿失调的基础。

在我看来，排除理论的价值在于拉康提出的精神病不应被理解为精神病学中定义的精神障碍的同义词。这意味着，精神病不应以阳性症状为标志，比如幻觉和妄想。精神病可以有这些症状，但并非总是如此。最关键的是，他的理论提供了一个框架来思考主体性形成的方式。这个框架超越了仅仅根据典型症状来研究精神病的方式，而侧重于主体与大他者的关系，这被认为更适合临床实践的基础。事实上，这种概念性思考使拉康制定出精神病治疗的一般原则。虽然有些人认为精神病是精神分析治疗的禁区，但拉康和梅兰妮·克莱因一样，认为精神分析为治疗精神病提供了一个框架。他因此建议精神分析家应当帮助精神病患者处理排除的影响。与此形成对比的是，在他的作品中找不到治疗精神病的具体准则。后来，许多采用拉康理论的分析家试图使这些治疗原则更加明确，但与每个独特的患者交流才是具体干预的唯一指南。

4

研究幻觉的一种新方法

幻觉（不）是一种没有客体的知觉

在上一章中，我们看到拉康是如何将精神病的发生与幻觉体验联系在一起的。当父亲的名义被排除时，那些期待主体在实存问题上占据一个个人位置的情况就会出现根本性的不稳定。幻觉体验就是这种不稳定的结果之一。在精神病中，幻觉是能指链中根本性紊乱的表现（Miller，2007a，2007b；Vanheule，2011）。虽然幻觉也可能出现在神经症中，但在那里它们是压抑材料返回的表现，而不是排除的表现（Maleval，1991）。

历史上，法国精神病学家让－艾蒂安·埃斯基罗尔（Jean-Etienne Esquirol）最早将幻觉描述为一种独特的精神现象，他将其定义为"如果一个人对实际感知到的感觉深信不疑，而在他的知觉范围内没有引起这种感觉的外部客体，那么他就处于幻觉状态"[1]（Esquirol，1838，p.80）。虽然这个定义引起了相当大的争论（Berrios，1996），但许多作者还是就幻觉是一种没有相关外部刺激的知觉达成了共识。例如，拉康的朋友兼思想对手亨利·埃伊把幻觉描述为"没有

---

[1] 'Un homme qui a la conviction intime d'une sensation actuellement perçue, alors que nul objet extérieur propre à exciter cette sensation n'est à portée de ses sens, est dans un état d'hallucination'.

知觉客体的知觉"[1]（Ey，1973a，p.50）。在最新的研究中，幻觉被定义为"没有外部刺激情况下出现的任何知觉体验"（Allen et al.，2008，p.176），或者"在感觉器官没有受到相应外部刺激的情况下出现的感觉体验，这种体验相当具有真实感，类似于真实的知觉，主体在清醒的状态下没有感觉到她/他可以直接和自主控制［这种情况］"（David，2004，p.110）。我们可以看到，这些定义集中在感知觉体验上，并强调了幻觉知觉的非真实性。尽管在措辞上有所变化，但很明显，这些定义与埃斯基罗尔最早对幻觉的定义非常相似。

相反，拉康（Lacan，1959）放弃了有关知觉障碍的看法，认为问题的关键在于主体和能指之间的关系，因此他提出不应从感官层面的变化来研究幻觉。换言之，对幻觉的研究不应从辨别视觉、听觉和运动现象的角度，而应从意指过程组织方式的角度进行。以拉康的观点来看，幻觉首先是语言的，应该在病人的言语层面上对其进行探讨。

拉康（1959）在这方面受到重要启发的来源是梅洛－庞蒂1945年出版的《知觉现象学》（Kusnierek，2008；Miller，2001）。拉康很少引用这部作品，但显然借鉴了梅洛－庞蒂对经验主义和理智主义的幻觉理论所做的批评。在梅洛－庞蒂看来，这两种理论都很幼稚。此外，任何对幻觉的研究都应该遵循现象学的方法来理解。经验主义理论试图用解释知觉的方式来解释幻觉，并把重点放在感知信息的处理方式上。梅洛－庞蒂（1945，p.391）认为，在经验主义看来，"幻觉是刺激到意识状态的一系列事件中的一个事件"。然而，由于病人通常会对知觉和幻觉进行区分，所以他认为这种方法并不充分。另一方面，理智主义的理论从认知过程的角度研究幻觉。根据梅洛－庞蒂（1945，p.390）的看法，理智主义理论的基本思想是，"既然幻觉不是一种感觉内容，那么只能把幻觉当作一种判断、

---

1 'perception sans objet à percevoir'.

一种解释或一种信念"。他再次指出这种观点存在问题：患者通常不认为他们的幻觉对应于可以客观辨别的外部现实，他们意识到自己的经验是一种个人现实。事实上，病人对幻觉的看法似乎并不像我们通常认为的那样不正确。

梅洛－庞蒂另辟蹊径地提出应侧重于对个人的理解："当有人声称看见和听到幻觉时，我们不应该相信他，因为他也会说没有看见、没有听到，而是应该去理解他。"（Merleau-Ponty，1945，pp.392-3）这种理解只能通过与产生幻觉的人进行对话并试图理解患者的生活环境来实现，因为这就是产生幻觉的背景。我们必须了解患者对其经验的详细描述，明确表述我们自己的体验，"通过他人来理解一个人"（Merleau-Ponty，1945，p.393）。

拉康（1959）在《论精神病任何可能治疗的先决问题》一文中，接受了梅洛－庞蒂对经验主义和理智主义关于幻觉的批评。拉康强调使用经院哲学的术语来讨论精神病学模型中的幻觉，会使两种理论受限于无法超越经院哲学对知觉的看法。具体来说，拉康指出，大多数关于幻觉的理论都建立在这样的观点上：我们的感觉中枢从精神以外的物质世界的客体中提取信息，根据这些信息，知觉主体（percipiens，"在看的人"）构建出对世界的综合形象（perceptum，"看到的东西"）。拉康（1959）指出，这种线性因果模型忠实于托马斯·阿奎那（Thomas Aquinas）关于知觉和认知的理论，它确实遵循类似的路径（Stump，2003）。它假定，当感官受到外在物（extra-mental object）的刺激时，知觉者就会产生一个知觉物。概括来说，这可以表现如下（图4.1）：

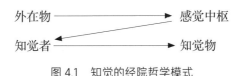

图 4.1　知觉的经院哲学模式

在经院哲学的范式中，幻觉被视为"没有客体的知觉物"（Lacan，1959，p.446）；这里没有引起感觉过程的外在物，但仍然产生了一个心理形象。拉康认为，这个基本观点引出了对幻觉本质的典型问题的探讨。一方面，它引起了对感觉过程层面上的各种障碍的研究，梅洛－庞蒂将其称为经验主义方法；另一方面，它导致了对"知觉者"的病理过程的令人眼花缭乱的探寻，是这些过程产生了错误"感知"（percepa），梅洛－庞蒂将其称为理智主义方法。

对幻觉的研究从这些理论开始主要集中在大脑机制上。这种研究方法在拉康构建他的精神病理论时显然是占据主导地位的，而且直到今天在某种程度上仍是主流。例如，德·克莱朗博（1942）和亨利·埃伊（1934，1973a，1973b）认为，为了充分理解幻觉，应该细致考察大脑机制。最近此类研究的特点与之类似，但对底层大脑功能障碍进行了更详细的研究（Allen et al.，2008；Tracy and Shergill，2006）。然而，拉康对这种方法没有表现出太多兴趣。他在1959年的文章中讽刺性地指出，那些基于经院哲学的理论是一种为"大脑"准备的"烹饪"，而不考虑幻觉对个体的主体性影响（Lacan，1959，p.445）。在这个意义上，这些理论对精神病的精神分析治疗来说用处不大。

拉康（1959）更加深入地探讨了经验主义对知觉过程的关注是无关紧要的。在他看来，幻觉的知觉性质根本不重要。根据经验主义的观点，先天性重度耳聋的人，他们从未处理过听觉感官信息，但实际上也能出现听觉言语幻觉（参见Atkinson，2006）。如果言语幻觉的先决条件是活跃的听觉领域，那么失聪者就不可能出现这种幻觉。拉康排除了这种可能并得出结论：听觉行为不应该从所涉及的知觉领域来理解，而应该从意义产生的过程来理解。

侧重理智主义的理论同样存在问题，因为它们假定，"知觉者"首先是一个能够综合传入的感觉信息并主动构建知觉的实体。对拉康来说，"知觉者"只有在一个人使用想象维度时才具有统一性。这意味着，只有在他创造"格式塔"或一致的心理表象和图像时，"知觉者"才会塑造他自己的"知觉物"。想象界使一个人能够发展出清晰而连贯的体验，并创造出一种现实感。然而，这种统一倾向只反映了个人与世界关系方式的一个方面。相反，拉康认为应特别关注幻觉对个人产生的影响。与梅洛－庞蒂（1945）的观点一致，拉康（1959）强调，在个案层面上，一个思想开明的临床医生通常会观察到，产生幻觉的患者并没有认识到幻觉与他们精神生活的其他方面是一致的。这让强调患者自己综合活动的合理性遭到怀疑。相比之下，幻觉往往给患者制造问题并唤起一种困惑的体验。拉康（1959，p.447）认为，如果我们认真倾听患者，不受自己对病理过程理论假设的蒙蔽，就会观察到一些"悖论，而他（产生幻觉的主体）是这种独特知觉的受害者"。

85

拉康以这种观点颠覆了关于幻觉的知觉者如何产生错误的"感知"的问题，并把它转化成幻觉的"知觉物"如何影响"知觉者"的问题。这对他来说才是真正重要的问题；一个有幻觉的人并不等于他的幻觉，而是受到幻觉的制约：幻觉"使原本对'知觉者'是统一体的假设变得可疑"（Lacan，1959，p. 447）。我们可以从中得出一个结论：幻觉不应该被看作一个没有客体的"知觉物"，而是一个对知觉者有矛盾甚至分裂作用的知觉物。这种主体性分裂的观点可以用图 4.2 表示：

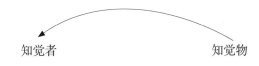

知觉者　　　　　　　　　　　知觉物

图 4.2　知觉物对知觉者的影响

拉康认为，对知觉物的幻觉不能仅从外部事件中推导出来，它还具有内在的逻辑或组织。梅洛－庞蒂（1945）也提出过类似的观点，并因此认为我们应该从一个人如何理解世界及其在世界中的位置的角度来理解幻觉的意义。而拉康（1959）则相反，他提出我们应该谨慎地使用"理解"作为临床工具。他认为使用理解的方法带来的问题是，它过于倚重临床医生的自我和想象，因此掩盖了出现幻觉的人面临的问题实质。拉康提出的另一种方法是从能指的角度来研究知觉物的内在结构。幻觉是发生在能指链的生成过程中的事件，因此应该从意指过程的角度来进行研究。幻觉破坏了典型的意义生成过程，因此也影响了通过言语构成主体的方式。

幻觉是由于能指链断裂而产生的脱链的能指

拉康（1955-6，1959）用1955年与一位偏执狂女性会谈的临床案例演示来探讨幻觉对主体的影响，以及更广泛地映射幻觉体验的结构。这个案例涉及一位和母亲一起住院的年轻女性，她和母亲有共同的妄想。坚信自己受到入侵和威胁是这个妄想的核心。在案例演示中，拉康对这个信念提出疑问，并请患者详细解释她的情况。她的一个困扰是她和母亲受到邻居的侮辱，而正是对此的一句抱怨引起了拉康的关注。起初，与这些邻居———一个女人和她的情人——的接触是友好的。邻居很友善，她经常来患者和她母亲的家里看望她们，她们相处得很好。然而，在某个时刻，母亲和女儿都开始觉得这些探访是入侵性的："她总是在她们上厕所或者吃饭、看书的时候来敲门"，这促使她们与她保持距离（Lacan，1955-6，p.50）。尽管患者不愿意讲述证明她信念的例子，但她确实给拉康讲了一则逸事：有一天，当她穿过公寓楼的走廊时，她受到邻居情人的冒犯。我们对这位情人的了解是，他是位有外遇的已婚男人，我们的患者认为他是一个道德败坏的人（Lacan，1955-6，p.48）。在走廊上见到他时，她产生了幻觉，听到了"母猪"这个冒犯性的词。

对这位患者来说，"母猪"这个词描述了她和她母亲不得不忍受的侮辱，然而拉康注意到她很不愿意说出这个让人不快的词。这位年轻女士不仅愤慨，而且对听到的内容感到困惑和不解。她不知道该如何理解它，因此很难说出它。这就是拉康指出的幻觉对"知觉者"产生矛盾影响的体验，它是患者无法与自己的其他经验相一致的"知觉物"。

更重要的是，对拉康而言，这种矛盾体验主要是指精神生活的彻底中断。由此而论，拉康（1959，p.449）将幻觉称为"实在界的闯入"。他这么说是为了强调对患者来说，幻觉是突然出现的，它是与一种不可想象的元素的相遇，而这种元素是外部强加给自己的。幻觉之所以是实在的，是因为它"完全陌异地突然出现"（Lacan，1955-6，p.86）。

拉康（1959，pp.447，485）在谈到意指逻辑理论时更明确地指出，幻觉的知觉物本质上是一个"脱链的能指"，一个逃脱了连接逻辑的能指。言语的基本特征是能指的依序连接，而幻觉则构成了能指链的突然中断：在言说者的意图之外，引入一个陌异的元素。这个元素位于患者的无意识层面，但值得注意的是，它不能被看作导致她对自己的主体性提出疑问的信息。相反，它是一个她无法处理的无边际的能指。这对意义和主体性层面影响巨大。就第 2 章中介绍的关于意指逻辑的图式而言，幻觉脱链的能指完全破坏了言语产生的信息以及言说者可以从自己的想法中得出结论。

由此，这位年轻的偏执狂女性的案例可以说明主体面临的问题。由于"母猪"是一个脱链的能指，拉康认为，任何相应的干预都应该试图将这个能指定位到它所出现的能指链的语境中。换句话说，幻觉能指只有相对于它脱离的语境而言才是脱链的。为了理解它为何突然出现的逻辑，我们需要研究这个能指链语境。因此，在临床访谈中，拉康问患者那天在走廊上对她的邻居说了什么。这种类型

87

的干预是历时性的，目的是将幻觉放回其产生的实际情况中。拉康（1959，p.448）认为，这种干预并不是徒劳的，"因为她笑着承认，在看到那个男人时，她喃喃地说：'我刚从猪肉铺回来……'如果她在这里的话是可信的，那么这些话并没有任何冒犯之处"。

根据拉康的观点，"我刚从猪肉铺回来……"这句话非常重要，因为必须将"母猪"这个幻觉置于这个能指链的语境中［来理解］。在对这句话的评论中，他关注的是其组成结构，并认为这个句子是影射的（allusive）和不完整的。说这句话是影射的，是因为病人不清楚这句话的含义以及她究竟为什么会对那个男人这么说。拉康进一步强调，从语法上讲，这句话也是影射的，而这一点更重要。因为这是她自己的话语，所以她是这句话的主语，这一点反映在代词"我"上。另一方面，谓词"刚从猪肉铺回来"没有为她提供一个关于走廊上这位有特殊名声的特殊男人的有意义的立场。这句话描述的是她日常所做的事，但并没有充分表明她是谁以及她在经历什么。在信息层面上，它没有阐明一个所述主体。这句话是不完整的，因为它突然中断，拉康以句末添加的省略号来表明这一点。走廊相遇时出现的言语将她作为女人引入与男人的关系中，而这个男人正身陷一种她无法理解的享乐，但这句话未能表明她与他在这种关系中的位置。

如果使用拉康 1959 年的术语，我们可以认为这个男人是"实在的"，因为她无法根据对自己的认知或任何关于男人的规范性观点来理解或把握他。与这种"实在的"人相遇的典型特征是，它会质疑人"作为主体的实存"（Lacan，1959，p.460）。它提出了她作为女人在与男人的关系中她是谁的问题，并触及了是什么让男人和女人联系在一起的问题。患者对走廊相遇的描述表明，正是在她面对作为主体实存的问题时，给她身份的标点（punctuation）延迟了。就意指逻辑而言，这意味着能指使用所固有的［对意义的］预期悬置仍然没有得到解决。拉康（1955-6）指出，这通常会激发一种神秘和紧张的感觉，因为一个所述主体未能出现。她说的这句话并未充分表明驱使她与这位男人说话的初衷，而是说明了她与所遇男人的关系中没能占据一个欲望的位置。

通过使用拉康在 1960 年代的术语（将在第 6 章讨论），我认为不仅要把这个男人看作实在的，还应将其看作一个化身为享乐的角色。也就是说，他的出现不仅在能指层面上让她感到困惑，更重要的是体现了一种她无法把握的力比多冲动（libidinal charge）。这个男人带来了几个与冲动有关的问题，而她通常用来表示自己主体实存的能指无法解答这些问题。从这个角度看，它引起的紧张不仅仅是意指失败的表现。它见证了与来自能指断裂处的冲动推力的对抗。

拉康认为，"母猪"能指带来的幻觉性表象解决了这种紧张关系，并回溯性地固定了悬置的谓词"刚从猪肉铺回来……"。这个突然出现的幻觉能指安置了一直在延迟的标点，并导致意义的生成。"母猪"这个修饰性名词从此表示最初由句子主语引入的"我"的身份，并由此产生一个所述主体。因此，获得的信息是，"我"等同于"母猪"，这就使这位女士感觉受到了侮辱。在这个语境中，"母猪"起到判断的作用。它为主体带来最终结论性的能指，但并没有打开能述主体的维度。幻觉能指提供的是一个最终判断，而不是在表达主体的过程中所起到的媒介的作用。

就意指逻辑而言，拉康（1959）进一步指出，标点过程花费的时间越长，对最终获得的信息的确信度就越高。这就是拉康所说的，幻觉能指具有"与其主体性属性涉及的时间相称的现实感，这在经验中是完全可以观察到的"（Lacan，1959，p.447）。能指链断裂造成的困惑持续的时间越长，最终能指表达主体身份的体验就越强烈。

与排除有关的幻觉状态

拉康的观点很有趣，他认为幻觉揭示出的能指是对能指链中潜在的断裂的回应，它促使我们不再将幻觉视为病理现象。幻觉不再是医学意义上的一种症状，而是修复潜在问题（能指链断裂）的一种尝试。拉康通过这种方式与弗洛伊德［的观点］（1911，p.77）相通，后者认为幻觉是恢复的尝试，常见于早发性痴呆。

此外，拉康在进一步分析幻觉背后的断裂基础时，通过引入自己的排除概念拓宽了讨论的范围。借助这个概念，我们可以将幻觉视为对构成主体性身份基础的两个问题的回应，即"我是谁？"和"你想从我这里得到什么？"。排除的情况是，没有提前纳入的象征性框架能够支持主体面临这样的问题并明确自己的位置。换言之，当排除了父亲的名义这个能指时，主体性的问题就会出现在实在界，并对主体造成困惑。在面对这些关乎主体身份的问题时，主体并不会通过父亲的名义的能指和阳具意指来构建主体位置，而是会造成能指链的断裂。幻觉本身就是对这种断裂的反应。在幻觉中出现的脱链的能指，缝合了由主体性问题打开的缺口，从而修复了它。

拉康对这位女偏执狂临床案例的演示似乎佐证了他的假设，即她无法处理男女关系这一基本问题。这不仅体现在出轨男的在场会影响她的稳定，而且在患者的生活中能看到更多的例证。拉康（1959，p.448）指出，这个女人结过婚，最近才离开她的丈夫。她做出这个决定相当突然，并迅速逃离乡下的家。她确信丈夫和公婆打算杀她，要把她切成碎片。与邻居的情人出现在走廊里的情况类似，男女关系问题彻底破坏了患者婚姻生活中的稳定。

拉康探讨主体实存问题的普遍构想，为这些问题如何在每个人身上形成留下了思考的空间。而在精神病中，这种问题在能指层面无法得到解答。然而，尽管有这种幻觉理论，我们仍无法预料哪种事件会引起对主体身份的质疑，进而引发精神病性幻觉。只有对社会生活叙事的模仿解决方案无法表达出所述主体，且他又被召唤到表达自己的位置时，幻觉才会出现。

　　例如，拉康（1955-6，p.306）在他的一次案例演示中所提到的西印度人，就说明了关于主体实存问题的可变性。拉康说这个人过去的生活非常英勇。然而，有一天，他遇到父亲身份的问题，使他完全失去了稳定。这个男人与一位女性发生过关系，而这个女人告诉他她怀孕了。虽然不清楚他是否是孩子的亲生父亲，但他几天内开始出现幻觉，认为《圣经》中的人物伊丽莎白（Elisabeth）向他发出信息："你是圣·托马斯（Saint Thomas）。"拉康认为，除了他对这次怀孕的责任的不确定，伴侣的告知向他提出了父亲身份的问题，他实际收到的信息是："你就要成为父亲了。"显然，占据父亲位置的事情让他感到困惑，他在象征界中找不到任何参考点；因此，他的身份仍然没有所指。在幻觉中，对父亲身份问题的影射凸显出来。事实上，值得注意的是伊丽莎白的声音作为信使出现，因为她也是在一生中很晚的时候才得知她会有一个孩子；因此，伊丽莎白将他称为多疑的托马斯（Lacan，1955-6，p.306）。托马斯是基督的门徒，对弥赛亚的真理最犹豫不决。幻觉的信息标点了男人的身份。它没有给他一个父亲角色，却给了他一个永远犹豫的角色——这个永远犹豫的人无法相信天父上帝已经把他的儿子送到人世间。

施瑞伯案例：幻觉中的信息现象和编码现象

　　拉康（1955-6，1959）对幻觉进行结构性讨论的另一个重要参考是丹尼尔·保罗·施瑞伯（1903）的自传，弗洛伊德（1911）也曾研究过这本书。拉康（1959）通过意指逻辑理论在施瑞伯的自传中发现了两种典型的幻觉类型：信息现象和编码现象。

一方面，他认识到幻觉的结构与在女偏执狂案例中发现的一样：幻觉中延迟的标点是关键。对此，可以参考施瑞伯自传中的一段话（1903，pp.198-9），其中他描述了连接他与上帝的"光线"（rays）是如何从外部施加给他的断裂句和碎片思想。例如，施瑞伯在幻觉中听到"现在我将"（Now I shall），并感到必须用"甘愿变得愚蠢"（resign myself to being stupid）来完成这个句子。拉康（Lacan，1959）认为，这些断裂句表明意义产生过程的中断，并将其称为信息现象：由于能指链的断裂，能定义所述主体的信息并没有产生。在施瑞伯的案例中，"现在我将"这个句子为他引入主语，但仍然缺少所有能进一步定义他的谓词。

92　　一定程度上，施瑞伯自传中描述的断裂信息与拉康临床案例演示中那个女人的幻觉有所不同。施瑞伯听到的是句子的第一部分，并用自己的能指补全了句子，而那个产生幻觉的女人在说出句子的第一部分后听到了补充部分。然而，在结构层面上，两个幻觉具有许多共同特点。在这两个案例中，断裂句都未能传达出信息，但都导致对意义的期待。在这两个案例中，断裂句都导致了主体遇到谜团和意义暂停的情况。拉康（1959）还得出结论，与他自己的患者类似，断裂句在引入主语但尚未给它定义的地方中断了。断裂句包含一个引入主语的"前提句"，但暂停了本该包含在"结论句"中的定义。换言之，缺少赋予主语某些品质而使句子变得完整的"结论句"。因此，扰乱了信息的产生，拉康将其称为信息现象。

正如信息通常在人称代词引入主语的那一刻中断，拉康指出，"每个句子都在一组我们称为'指示符'（index）的词结束的地方中断，指示符是由这些词在能指中的功能而被指派为……转换词（shifter）的。"（Lacan，1959，p.452）严格地说，这种说法并不正确。施瑞伯本人（1903，p.198）报告了诸如"这当然是"和"现在缺少的是"这样的"前提句"，句子中并没有出现人称代词（拉康也没有引用过）。从临床角度来看，这种类型的幻觉总是通过人称代词来引入主语的观点是站不住脚的。相反的证据倒是很容易在精神病患者的证言中找到。然而，施瑞伯从语法意义上为每个断裂句都引入了主语。断裂句通常只会指派语法上的主语，或是影射它，但没有进一步定义其特征。就意指逻辑而言，我们可以认为对主体的影响是间接的。如前所述，所有的意指都具有产生主体性的效果，因为能指表达暗含着言说者和倾听者。当意指过程中断时，就像断裂句那样，这种指涉会遭到延迟。就信息层面而言，这将产生一种暂停：没有出现产生身份的标点，因此言语行动涉及的人在与大他者的关系中根本无法得到定义。

另一方面，拉康也在施瑞伯描述的幻觉中发现了编码现象。这些现象指的是主体使用的一套能指的根本变化。施瑞伯通过幻觉获得了一套新能指，如"神经联系"（nerve-contact）或"灵魂谋杀" 93 （soul-muder）（Schreber，1903，pp.23，34），他把这些新能指添加到自己传统使用的词汇表中。这些词没有传统含义，是所谓"基本语言"（basic language）的一部分，基本语言是上帝对施瑞伯说话的一种专用语言（vernacular）（1903，p.26）。拉康（1959，p.450）指出，就意指过程而言，这些词反映了在大他者层面或编码层面的变化："编码现象在表达方式上具有特定性，无论是形式上（新的复合词，尽管是按照患者母语的规则进行复合）还是用法上，它们都是新词。"幻觉可以传递出一些完全具有私人意义的词语，这些词语在精神病患者言语背景之外没有可理解的意义，它们代表着患者经验的一个重要方面。新词（neologism）是指因父之名的排除而无法对以传统方式命名的体验进行命名。例如，新词"神经联系"（Schreber，1903，p.23）是专门用来命名他所认为的与上帝的身体接触的体验。另一个例子是上帝某天晚上说施瑞伯是 wretch （Schreber，1903，p.131）。这个词可能意味着他是一个传统意义上的穷人或恶人。然而，在施瑞伯的解释中，wretch 这个词并不是这个意思，他认为它首先表示的是"一个注定要被上帝毁灭并感受到上帝的力量和愤怒的人"（Schreber，1903，p.131）。用传统含义来解释这个词是不合适的。这会将倾听者的观点强加给言说者，模糊这个词在能指链中的作用。因此，在我们的临床工作中，应该尽量减少对传统意义的理解，而最大限度地提高对语境的理解。

此外，拉康（1955-6，p.225）指出，可以从所指层面辨别出编码现象的意义范围："精神病发作的范围位于神的启示（revelation）和重复（refrain）这两极之间——神示词打开了一个崭新维度，给人一种前所未有的理解感觉，这种感觉不同于以往的任何经验；而重复词则是老调重弹。"事实上，一方面，出现幻觉的人可能会因神示（reveal）天赋或重要性而感到震惊。例如，施瑞伯的 wretch 一词就是来自上帝的神奇沟通，它所带来的震撼是："我没有感到惊恐和恐惧，而主要是对伟大和崇高的敬佩；因此，尽管有些词语中含有侮辱，但对我的神经的影响是有益的。"（Schreber，1903，p.131）另一方面，幻觉能指可能被体验为荒谬和无意义的。在施瑞伯的《回忆录》（1903，p.191）中，一个无意义的幻觉能指的例子是"该死的家伙"（damned fellow）。施瑞伯从被神迹创造出来的鸟那里反复听到这句话。这些鸟是"受到祝福之人的灵魂残余（单一神经）"（Schreber，1903，p.130），但它们并不比自然界的鸟更聪明。它们不断地以鹦鹉般的方式重复这句话，施瑞伯的结论是，不应该过多地关注它们。

结　语

1954 年，拉康对精神分析在文化中的作用进行全面评价时，提出了弗洛伊德引发了一场人与自身关系的革命（Lacan，1954-5， p.13）。他强调弗洛伊德建立了一种原创方法来研究神经症性症状和行为中的无意识过程，并形成了一种创新的理论宣扬我们的行为主要由无意识的动力决定。在 1950 年代拉康对幻觉的研究中，他将弗洛伊德的方法和思想推广到精神病领域。拉康认为，应该通过对精神病患者的细微体验进行详细调查来研究精神病，就像弗洛伊德认为应该通过对特殊症状的详细研究来研究神经症一样。另一方面，他与弗洛伊德不同，指出不应把注意力放在对冲动的防御模式上。相反，应该研究语言的使用方式，关注精神病体验中实存问题和排除在言语中的表现。对拉康来说，从偏离现实的角度来研究精神病性体验没有意义。重要的是［精神病］在表达主体位置时呈现出怎样的基本困难。

按照这一思路，拉康的方法也偏离了标准的精神病学范式。对他来说，幻觉不是头脑中无意义噪音的指示器。它们揭示出与主体相关的事件，但精神病无法处理。在精神病学领域，对幻觉的研究通常集中在错误的感知觉上，而拉康则提出研究幻觉的内在结构。为了对精神病体验进行这种细致研究，拉康没有遵循梅洛－庞蒂所倡导的现象学探索之路，而是侧重于能指链的物质性及其中断对主体的影响。在拉康看来，幻觉是一个脱链的能指：它是外部出现的能指，但无法与个人对自己和世界的其他信念相协调。他由此指出，研究一个人幻觉体验的言语将揭示出这些幻觉体验中蕴含的那些特定的实存问题。幻觉能指是对身份有关问题的影射，这些问题使主体感到困惑和无法承受，因为它们不能用象征方式承担。它们见证了能指链的断裂，也见证了对所述主体表述的中止。此外，就意指过程而言，拉康发现了日常言语中［出现］的两种典型的中断现象：一种是能指链的中断（信息现象）会中止意义的形成；另一种是不符合通常表达自己的能指会中断意指过程（编码现象）。这两种情况都会中止能指的连接，从而使主体的表达陷入停顿。

95

5

探究妄想

妄想是一种错误思想或信念吗？

本章探讨了拉康如何将妄想描述为言语事件。我会展示他的这种方法相比于通常以内容为基础的大多数精神病学研究方法所具有的优点。我们会关注基于妄想的换喻性紊乱，以及它们如何影响主体性的稳定。我会探讨拉康如何采用妄想性隐喻补偿父性隐喻的缺位来修复排除的思想。我也会论证，建立妄想性隐喻与其说是治愈精神病，不如说是使主体获得象征的一致性。在妄想性隐喻的帮助下，主体实存的问题不再引起令人不安的困惑，而会导致另一种身份的建立。不过，在讨论换喻性紊乱和妄想性隐喻之前，我首先要概述精神病学中通常处理妄想的方式。

妄想在精神病学的传统中被认为是一种病理症状。它们被视为精神病的信号，几乎是精神病的代名词。自 19 世纪以来，妄想一直被定义为与现实不符的病态信念或错误观念。贝里奥斯（Berrios，1996，p.126）提出妄想的其他特征，诸如"确信不疑、不可动摇、古怪、与文化脱节和缺少洞察力"，从那时起，这些特征也被视为诊断妄想的附加标准。然而，这些标准还不足以确诊，因为它们无法与相关的概念（如迷信、强迫观念或信仰）进行明确的区分。因此，在定义和诊断妄想时，精神病学主要依靠思维内容（Berrios，1996）。例如，芒罗（Munro，1999，p.50）认为，在妄想性思维中，"思维形式相对正常，但异常思维内容占据主导地位，并伴随着严重的不合理性"。基于内容的视角也充斥着《精神障碍诊断与统计手册》（DSM-IV-TR；American Psychiatric Association，2000），其中将妄想描述为"思维内容扭曲"或"通常涉及对知觉或经验的误解的错误信念"（American Psychiatric Association，2000，p.299）。在这些描述中，"错误"一词指的是严重背离特定社会经济和文化背景下大多数人认可的内容。之所以认为一种信念或思维是错误的，是因为它明显偏离了人们普遍持有的信念，而且"尽管有明显的相反证据否定其真实性，但仍坚持这种信念"（American Psychiatric Association，2000，p.299）。在这种逻辑下，像丹尼尔·保罗·施瑞伯这样的人就处于妄想中，因为他坚信那些现实中不可能发生的现象和事件，例如，他认为世界末日已经到来，或者认为他与上帝的力量通过神经联系连接（Schreber，1903，pp.20-1）。

拉康认为以内容为导向的方法中存在一些固有的基本问题，他提出在研究妄想时，应该关注话语的结构特征，而不是其内容或假设存在的病理实体。他认为，不应从信仰或思维内容来研究妄想，而应从唯物主义即研究言语组织的角度来研究妄想。

基于内容研究妄想的方法一般依据个人信念与公认有效的现实进行比较，即与广泛接受的关于世界的真实标准进行比较。这样的比较通常构成了评估异常心理的基础。然而，这种评估在很多方面都有根本性的缺陷。首先，思维内容深受社会因素和文化因素的影响，公认的真实（标准）在不同的文化背景中也会有所不同。因此，通常很难事先就确定什么是妄想；一种（亚）文化背景下可以接受的观念在另一种文化背景下可能就显得不同寻常，反之亦然（Butler and Braff，1991）。其次，思维内容也深受时代精神的影响。几个世纪前确立的信念在今天可能不再被视为有效，反之亦然。因此，基于内容研究妄想的方法必须依赖诊断者对世界的看法以及他对受诊断者的观念与现实偏离程度的判断能力。这种评估缺乏客观指标，这意味着评估者的理智充当着衡量他人是否精神失常的最终保证。评估者对现实的理解，以及受评者现实认知的偏差，构成了典型的精神病学评估基础（Lacan，1959；Verhaeghe，2004）。

拉康认为这种方法的根本问题不仅在于它过于依赖诊断者的世界观，而且对有意理解临床活动毫无指导性（Lacan，1955-6，pp.6-7；1959，pp.448，480）。在批评临床医生应该试图理解他们的病人这一观点时，拉康侧重于博士论文中讨论过的德国精神病学家卡尔·雅斯贝尔斯的著作。雅斯贝尔斯方法的核心是，虽然心理学家可以借助理性和共情来理解大多数心理现象，但妄想则不然。他判断某种思想为妄想的关键标准正是不可理解和不可矫正（Jaspers，1959，pp.408-11）。依照拉康的观点，这些标准是有争议的，因为它们只给人留下是否与诊断者持同样的观点和信仰的印象：雅斯贝尔斯的方法以观察异常为结论，并用谜团遮蔽了妄想患者摆在我们面前的难题。在拉康看来，有意理解精神病使问题愈加困惑，因为它分散了对患者思维逻辑和言语结构的关注。因此，他主张有意地不去理解（Lacan，1959，p.448），也就是说，并非以内容是否合理来看待患者的叙述。在我看来，拉康用他的结构概念，如能指链、父之名的排除和主体的概念，证明了妄想主要是一个言语事件，这就是为什么他从言语习俗断裂的角度来研究妄想。

弗洛伊德在这方面的著作具有开创性。他并不关注思维内容，而是致力于研究相关的心理过程。在他的作品中，妄想并不是精神失常的标志，而是精神生活遭到根本性中断的指标。在对施瑞伯的《回忆录》（1903）的分析中，弗洛伊德认为妄想不应该被误认为是精神病的"病理产物"（Freud，1911，p.71）或"疾病本身"（Freud，

1911，p.77）。他指出，如果患者出现妄想，精神分析家必须首先探索引起妄想的主观条件，以及妄想的内部逻辑或机制（Freud，1911，p.18）。与卡尔·古斯塔夫·荣格（Carl Gustav Jung）类似，弗洛伊德将妄想称为一种典型的偏执狂式的恢复尝试，是"一个重建的过程"（Freud，1911，p.71）。实际上，弗洛伊德从心理重组过程的角度理解妄想的功能：在精神病发作中，可以发现一种强烈的精神解体，而妄想则是对这种解体问题的一种适应反应。具体来说，弗洛伊德认为，在精神病发作的第一阶段，力比多会从对象中完全分离出来，而妄想系统是对这种分离的修复。妄想保护主体免于彻底崩溃，它们在处理无意识的心理表象方面发挥作用，并有助于修复个人与对象的关系。弗洛伊德（1911，p.66）发现防御机制的核心是投射。他把投射描述为一种机制："内部知觉受到压制（suppress），而其内容在经历了某种扭曲之后，以外部知觉的形式进入意识。"换句话说，通过扭曲和外化的过程，妄想掌控了以其他方式无法处理的心理表象和体验。

　　虽然在 20 世纪三四十年代，拉康热衷于投射概念（参见第 1 章），但这个概念没有出现在他的结构范式中。实际上，在 1950 年代，拉康严厉地批评了投射的概念，认为精神分析家在患者的妄想中发现的投射实际上是他们自己强加的假设（Lacan，1959，p.448）。在做出这一批评时，他指的并不是自己的早期作品而是指使用弗洛伊德投射概念的英美作家，如卡坦（Katan）和麦卡尔平（Macalpine）等人（Lacan，1959，pp.453-7）。所以，拉康在 1950 年代同样主张对弗洛伊德妄想具有恢复或治疗作用的观点予以谨慎解释。虽然在他的博士论文中，拉康曾热衷于偏执狂的自我治疗力量，但他之后对此的立场逐渐变得更加谦逊。例如，在他的第 3 研讨班中，拉康就施瑞伯不断发展的女性化妄想（即施瑞伯相信他正在成为上帝的妻子）提出了以下问题："当施瑞伯的妄想稳定下来，主体呈现出比

99

之前更加平静的状态，我们能否以此为借口，像有些人那样，毫不犹豫地说这是一个补偿的过程，甚至是治愈的过程？他被治愈了吗？这是一个值得提出的问题，但我认为在这里谈论治愈只会是错误。"（Lacan，1955-6，p.86）拉康的这个提问以及提出治愈概念是一种相当具体的解释，表明他反对高估妄想的治疗作用。他自己的立场是，妄想本身并不具备稳定性的本质。只有当妄想创造出一个锚点，意指过程基于这个锚点稳定下来，它才能被认为是精神生活中的稳定因素。在此语境中，妄想元素（妄想性隐喻）可以替代缺位的父亲的名义，并为主体再次能指化提供一个框架。然而，在讨论妄想性隐喻的概念之前，我要首先讨论其背后的问题：换喻层面的断裂。

从心理自动性到换喻结构的断裂

正如第 3 章中的讨论，对父性隐喻的排除意味着构成主体的隐喻和换喻过程是不稳定的。由于起到核心组织作用的隐喻原则没有对换喻过程进行标点，因此，主体实存的问题仍然未能解决。拉康认为，临床中可以看到这种隐喻和换喻层面上的问题，问题不仅体现在一个人所使用的语言上，更体现在言说者通过言语来表达自己存在的方式中。由于排除，主体与言语的关系表明了一些"结构性转变"（Lacan，1955-6，p.60；1959，p.479）。我们不应认为这些转变是戏剧性的或显而易见的。拉康说精神病言说者发现自己"与能指稍稍有点脱节"（Lacan，1955-6，p.322，楷体强调为我所加）而没有强调二者完全不同。在这个意义上，怪异和古怪不应作为精神病的标志，更具决定性的是意指发生的方式。与布洛伊勒（Bleuler，1911）和克雷佩林（Kraepelin，1913，1920）精神病理学理论形成对比的是，拉康并不关注语言或语言障碍出现的变化。拉康理论关注的焦点是能指链结构如何影响主体性。在我看来，拉康的作品描述了能指链中换喻序列受到破坏的两种不同形式：要么出现一种辩证惰性或停滞的缺口，要么插入无法融入能指链的所谓自名（autonyms）（自发明的词汇）。在这两种情况下，言语的动态流动都会停滞，这对主体性有深刻的影响。

在讨论换喻过程中的断裂时，拉康提到了德·克莱朗博所谓的"心理自动性"或"被动综合征"（de Clérambault，1942；也可参见 Lacan，1932，pp.126-38；Sauvagnat，2000）。德·克莱朗博的这些术语指的是由阳性和阴性的基元现象组成的思维过程中的根本性中断。

阳性的基元现象主要包括突然出现意外的寄生思想、无意义的话语或思维回声，这些会引起对立和疏离的体验。这些现象见证了患者与其思维内容的紊乱关系。因而丢掉的是自主性（ownership）（"这个想法是我的"）和能动性（agency）（"我是这个想法"）。阴性的基元现象包括突然的阻塞或抑制的经验，以及思维的突然消失。这些现象通常会产生弥漫性的困惑或疏离的感觉。

德·克莱朗博（1942）逐渐将这些观点扩展到认知领域之外的现象。他在心理自动性的概念中，增加了"情感问题"，如突发的焦虑和令人困惑的身体和运动现象，包括劳累过度或怪异的身体体验。此外，在德·克莱朗博的推断中，妄想应被理解为人对破坏精神生活的基元现象的思想反应和情感反应。心理自动性构成了原始的精神病事件，而妄想则是对它的心理反应。根据这一逻辑，妄想是副现象。在某些案例中，它们确实是对被动综合征所造成的精神状态的反应，但情况并非总是这样。在其他时候，虽然可以观察到心理自动性，但妄想却不存在。

自动性讨论的有趣之处在于它拉开了结构性的"序幕"（avant la lettre）。他欣赏德·克莱朗博的文本始终贴近患者的主体性，力求把握给精神生活带来困惑和突然改变的基元现象的潜在逻辑。然

101

而，拉康并没有像他的老师一样认为这是一种由大脑紊乱而导致的机械现象："这完全不够。从语言的内部结构来考虑它更有前途。"（Lacan，1955-6，p.250）拉康以德·克莱朗博的著作为基础，但只采用了他可以融合到语言导向的方法部分。

除此之外，拉康还反对德·克莱朗博将妄想理解为基元现象的心理反应，他说："妄想不是推导出来的。"（Lacan，1955-6，p.19）拉康认为，基元现象和妄想相互融合，具有相同的组织方式。两者都围绕一个封闭的言语要素展开，即"相对于任何辩证法来说都是无法接近的、惰性的和停滞的话语成分"（Lacan，1955-6，p.22）。换言之，在心理自动性和妄想中，一种无法囊括患者精神生活的奇怪要素在他的话语中显示出来：语言从根本上变得令人困惑。这种辩证的惰性显然与能指的指涉过程（referential process）不同。在结构语言学中，能指是参照于其他能指而［获得］定义的；能指通过换喻过程获得其价值（Lacan，1957b）。与之相反，基元现象和妄想中的言语元素的辩证惰性中断了能指间连续的连接，从而破坏了换喻过程。

德·克莱朗博（1942）在作品中区分出阳性基元现象和阴性基元现象。虽然拉康没有明确采纳这种区分，但我认为这种区分与我们的讨论相关。在阳性基元现象中，话语中出现的换喻断裂的形式是能指元素的辩证惰性；而在阴性基元现象中，换喻断裂的形式是话语连续性的辩证惰性。这两种现象都反映了一种与能指的特殊关系。拉康提出，精神病中的换喻现象指向一种外部关系："如果神经症是居住在语言中的，那么精神病则是被语言居住、占据。"（Lacan，1955-6，p.250）实际上，我之后会讨论换喻过程中语言如何能够获得一种特殊的、能破坏意指过程的自主模式。能指链的变化是突然发生的，而不顾及言说者的意图。这些变化令言说者感到困惑，同时破坏了他的身份体验。

此外，在提出基元现象和妄想结构相似之后，拉康还提出前妄想状态变成真正妄想的准确时刻。他强调这个转折点是一个人开始将自己和世界的变化归因于外部力量的那一刻（Trichet，2011）。拉康在评论卡坦（1950）的一篇论文时提出了这一点，这篇论文讨论的是一位年轻人精神病发作。决定是否进入妄想状态的关键不在于一个人经历了多少古怪之事，而是所谓的"混合主体"（inmixing of subjects）出现的那一刻（Lacan，1955-6，p.193），也就是说，自我与他人的界限开始消失，并体验到受另一个人的主动利用。拉康说："重要的一点是，妄想始于主动权交给大他者的那一刻。"（Lacan，1955-6，p.193）拉康指出这个转折点实际位于前妄想经验的疏离体验和发展出真正妄想之间，是［主体］认为外部知识主动操纵一个人的思想和行动的时刻。当一个人体验到自己完全是不受自身控制的木偶，而受到操控者的控制时，妄想就随之产生。

就施瑞伯的案例而言，这意味着他的妄想始于他第二次在弗莱希格医生（Dr.Flechsig）的诊所住院时，当时他断定这位医生在操纵他。在给弗莱希格医生的一封公开信中，施瑞伯（1903，p.8）写道，他开始出现神经症疾病的起因在于："来自您的神经系统对我的神经系统的影响。"施瑞伯认为，他的医生与一股超自然力量共谋，密谋反对他。他非常明确地指出这次经历发生在"1894年3月或4月"（Schreber，1903，p.63）。随着时间的推移，弗莱希格逐渐淡出画面，施瑞伯认为上帝应该对发生在他身上的怪事负责："一定是祂决定了针对我的所有策略。"（Schreber，1903，p.235）随着时间的推移，变化的是将主动权归于哪个主要人物，但不变的是，他所经历的变化都归咎于外部智慧。在这种情况下，还应当进一步注意，施瑞伯的上帝是一个相当特殊的人物。施瑞伯（1903，p.61）指出，上帝实际上由两个角色组成：一个是名为阿里曼（Ariman）的"下层上帝"（lower God）和一个名为奥姆兹德（Ormuzd）的"上层上帝"（upper

God）。他们两个虽扮演不同的角色，但都从外部施加了各种变化。例如，阿里曼产生了"剥夺男子气概的奇迹"，而奥姆兹德有"恢复男子气概的能力"（Schreber，1903，p.61）。

能指网络中的辩证惰性之洞

显示出换喻断裂的第一种方式是话语的彻底断裂：个体突然没有词语或言语来解释发生在他身上的事。一些"词语之外""无法言说"之物令他吃惊，带给他一种难以承受的困惑感。拉康（1955-6，p.194）强调德·克莱朗博和其他经典精神病学家对此的观察，并认为这种经验在精神病中很常见："精神病的核心之处有一条死胡同，就是这些令他感到困惑的能指。"在常规的言语使用中，能指和所指通过话语中的结扣点相连，而在这种无法言说的体验中，能指与所指完全是分裂的。个体直观地感觉到，所指层面发生了重大的变化，无法用惯常的言语和思维方式去理解。事实上，个体往往开始将语言系统本身体验为一套遍布世界又令人困惑的符号。拉康认为，在临床会谈中可以观察到这种迷惑感。在与处于前妄想状态的人谈话时，临床工作者会有这样的感觉："主体已经来到一个洞的边缘。"（Lacan，1955-6，p.202）这种体验意义重大，应该从字面上理解：就意指逻辑而言，想要说出的意图与作为其手段的语言之间的联结消失了，因此，能指换喻式的联结就此结束。这种换喻断裂就是辩证惰性，因为言语一旦断裂，就无法重新组织在一起。

我们可以在以下施瑞伯自传的段落中找到此类换喻断裂的例子，他指出在某些情况下，上帝退却了，施瑞伯失去了"说出任何一个字的能力"（Schreber，1903，p. 187）。在这些"无法思考"（Schreber，1903，pp.22，55，187，204）的时刻，他通常听到的声音变得沉默，剩下的就只有困惑、痛苦和绝望的感觉，而一些所谓的神迹现象就会出现。施瑞伯（1903，p.188）对这些神迹现象记录如下：

当我不作任何思考时，下列相互关联的现象（乍一看）几乎同时出现：

（1）我周围的声音，主要是由疯子们的怒吼造成，当然，我周围的大多数人都是疯子。

（2）当我的呼吸肌被下层上帝（阿里曼）以某种方式激活时，我个人身上就会出现神迹吼叫，我被迫发出吼叫声，除非我非常努力地克制；有时这种吼叫会频繁快速地重复出现，让人难以忍受，到了晚上，我很难躺在床上。

（3）风的出现，虽然并非不受现有天气状况的影响，但短暂的阵风很明显伴随着我思维的停顿。

（4）那些从上帝那里脱离的神经，发出"救命"的哀号，叫声越凄厉就表明上帝离我越远。

1956 年，拉康（1955-6，p.140）称这些现象具有"语言秩序的内涵"，即言语的非能指方面出现的经验。他更明确地说，神迹吼叫开启了语言的"完全非能指的声音功能"，而其他现象则是在意义爆发中出现无意义的所指。拉康（1959，p.468）认为，在这些经验中，可以发现一种能指的"光环效应"，即能指"在主体中变得沉默"（Lacan，1959，p.468），而在意指层面产生了一系列回响：能指的表达停止了，但仍然可以观察到能指表达的共鸣：通过咆哮，发声持续存在，但在信息层面上，意义的产生也停止了。事实上，施瑞伯的神迹经历仍然向他呈现出意义的基本片段，但这些只不过是剩余现象，说明能指的换喻实际上已经停止。后来，随着对象理论的提出（参见第 6 章），上述现象可以作为一个指标来解释

对象 *a* 未被提取出来（参见 Lacan，1959，p.487，footnote 14；Miller，1979）。

拉康认为换喻断裂［带来］的困惑体验从未出乎意料。能指链中突然出现的缺口应该从排除的角度来理解。当在"没有能指的地方"（Lacan，1955-6，p.202）召唤主体，或要求说明"无法接受的基本能指"（Lacan，1955-6，p.306）时，换言之，当强调一个主体无法整合的能指时，这些能指通常会消失。事实上，由于肯定（Bejahung）的缺位，一些关于主体实存的问题根本无法解决。在这个逻辑中，（前）妄想体验中的迷惑状态就是排除的直接体现：一个人没有任何可以用来处理生活问题的能指，因此无法在能指周围构建任何东西。最后只剩下言说者的沉默无语。

这种换喻断裂并没有让主体不受影响。相反，排除为能指层面带来的逻辑后果是所指层面的根本性缺陷，以及主体性经验的完全停顿。能述主体被抹去了，由于能指表达的缺位，主体无法通过能指链的结扣点而得到所述。换喻断裂带来的是身份消失。例如，施瑞伯（1903，p.187）说，当上帝离开，再也听不到声音时，他自己的思维就会停止，并产生"一种仿佛我行走在行尸走肉中的感觉"。这种经验表明，当能指表达停止时，施瑞伯的周遭环境突然失去了意义。人们突然间不再是人，他个人感到自己处于一种"完全愚蠢"或"失智"的状态（Schreber，1903，pp.187，220）。这表明，伴随换喻性表达而来的一致性体验实际上已经消失。只剩他与周遭世界完全的疏离感。

在《论精神病任何可能治疗的先决问题》中，拉康将这种主体性消失和疏离的体验置于施瑞伯第二次疾病发作的肇始，他认为在构建出妄想隐喻之前"主体已死"（Lacan，1959，p.473）。当时，施瑞伯在弗莱希格医生的诊所里住院。他深信这位医生正在密谋所谓的"灵魂谋杀"（Schreber，1903，p.34）。一方面，他将这场灵魂谋杀与自己和弗莱希格两个家庭的历史联系在一起，但灵魂谋杀主要指的是弗莱希格和上帝针对他的阴谋。这个阴谋的线索是，一旦发现他出现精神疾病，他的理性受到破坏，施瑞伯会被女性化（unmanned）：他的身体会变成女性，他也会受到性虐待，最终"无非是被抛弃"，换句话说，"只剩下腐烂"（Schreber，1903，p.63）。这个计划令施瑞伯感到震惊。这是一种极其违反他所谓的"世界秩序"的罪行（Schreber，1903，p.124）。在阴谋论想法成型之前，施瑞伯仍然对自己在世界的位置有正常和连贯的感受，但现在这种秩序感突然间崩溃了。他以往看待世界的观点突然变得不再正确。在所指层面，未能表达出的能指主体也导致身份感的破碎，这在精神病中相当常见。例如，施瑞伯表示，有一段时间他生活在生与死的模糊地带："多年来我一直怀疑自己是否真的还在地球上生活，或是在其他天体上。"（Schreber，1903，p.81）他觉得自己像活死人一样四处游荡，他相信自己染上瘟疫，身体实际上正在瓦解。

考虑到施瑞伯坚信自己"受到抛弃"和腐烂的感受，拉康提出"灵魂谋杀"的概念指的是"主体与生命意义的内在联结"的紊乱（Lacan，1959，p.466）。它表明与换喻断裂呼应的是生命力的衰减：与欲望和作为鲜活生命感有关的元素消失了。这种紊乱不能不说是一出个人悲剧。从概念上讲，这种紊乱是缺乏父性隐喻的后果。它表明在大他者层面上的空洞是如何引起拉康（1959，pp.466，481）称为所指层面上相应的空洞的。

拉康在讨论施瑞伯面对排除时刻时，指出它是激活他后来称为"爱恨交织"的动力学（参见第1章）。主体无法在象征界占据一个明确的位置，反而开始在想象界运转。施瑞伯"拓扑学退行"[1]到

1　弗洛伊德《释梦》一书中的"退行"概念指的是拓扑学意义上的退行，即一种结构上的退行，而不是后来（如温尼科特）普遍使用的时间性退行。所以这句话可以理解为，施瑞伯退行到镜子阶段是一种拓扑（结构）意义上的退行，而这带来的后果是，想象界与象征界变得对立，生死斗争的想法占据主导地位。——译者注

镜子阶段（Lacan，1959，p.473）：两种情况变得相互对立，生与死的斗争占据了上风。从拉康关于精神病著作的第一个时期来看，这种致命的想象关系占据主导地位的观点并不新鲜。然而，拉康引入拓扑学退行的概念（它显然不同于发展性退行或停滞的观点）为这一逻辑推论添加了新元素。在拓扑学退行的事件中，重要的是，由于能指层面的失败，一种与他人特定的关系模式出现了。

有趣的是，施瑞伯提出了几种处理换喻断裂的方法，这些断裂表现在上帝的离开和他无法思考（thingking nothing）的经历中。拉康没有讨论这一点，但它们值得注意，因为它们构成对换喻断裂时刻主动地使用切分。施瑞伯提供的例子包括"大声数数"，他谈到这个过程在任何时段内都非常无聊；"朗诵诗歌"和"大声咒骂"（Schreber，1903，pp.204，301）。施瑞伯指出，这些都是对强加给他的超自然力量考验的"防御"方式。这种切分带来的结果是换喻极小程度的恢复。施瑞伯的应对技巧填补了难以忍受的沉默。它们舒缓了撕裂的体验，创造了一种精神上的一致感，并与［语言］传统活动建立了联结。尽管如此，这些技巧并不代表他的主体性。

108 自名或辩证惰性言语元素的坚持

与德·克莱朗博所说的阳性基元现象相似，换喻同样可以因出现言语元素的坚持（即辩证惰性）而被打断。在这种情况中，"某些词语获得了特殊的强调和浓缩，有时这体现在能指自身特殊的形式上，使之明显呈现出新词的特点，这在偏执狂的词语创造中尤为明显"（Lacan，1955-6，p.32）。在经典的精神病学中，新词指的是不存在于日常语言中的新创造出的词，而拉康则认为，应该更具体地考虑人们使用语言的方式。在《论精神病任何可能治疗的先决问题》中，他强调，在某些词的新词特性中，重要的不是它们在词典里是否是新词，而是它们是"自名"（autonymous）或自我指涉的（Lacan，1959，p.450）。拉康把它们描述为"网中的铅坠"（Lacan，1955-6，p.33），作为主体话语网络中不动的"爱若化"元素（Lacan，1955-6，pp.54-5）。换句话说，新词是一种特殊类型的能指，它们表现为一种孤立元素，不进入与其他能指的指涉过程。拉康的结论是，新词是妄想的标志（Lacan，1955-6，pp.33-4）。然而，根据结构语言学对能指的定义，我们不禁要问，这些自名真的是能指吗？鉴于它们被排除在参照语境之外，合乎逻辑的结论是，它们不是。这正是在第11研讨班上所提到的问题，拉康指出，精神病性言语的特点是所谓的"单词句"（holophrased）言语元素。这意味着在精神病性话语中，一些短语或能指被排除在辩证性指涉之外，因此似乎凝缩了完整的短语（Lacan，1964，p.237）。

在拉康对精神病话语中的辩证惰性词组和能指的各种描述中，将它们描述为自名或自名言语元素似乎最为恰当。新词一词带有歧义性，似乎它总是涉及创造出一个新词；而单词句一词的问题在于似乎在辩证惰性元素的背后隐藏着更多的言语。精神病的关键恰恰是无法将某些体验语境化或进行阐释。而能指是通过指涉另一能指来定义的，其标记形式为 S → S'，而自名的定义则是它被排除在这个指涉过程之外。自名的自我指涉性质和它们被排除在能指链之外的情况可以用图 5.1 表示：

109

图 5.1　自名

排除这个概念的有趣之处在于它抓住了这样一个观点：作为一个突然出现的元素，精神病的自名最初总是会引起说出者的惊讶。自名不是指现有的能指和概念，而是开辟了一个新的、令人困惑的意指领域，它可能在一开始会引起焦虑。拉康（1955-6，p.38）说，精神病可以"见证"这种言语元素，但总是以一种强加和入侵现实的方式出现。自名不是言说者在语言中的一种创作行为，而是受到神示的词或句子（Lacan，1955-6，p.85）。

施瑞伯《回忆录》中的"神经联系"短语就是这样一个自名的例子（1903，p. 23）。这个词本身并不奇怪，它指的是神经学的概念，即一条神经与另一条神经或肌肉连在一起的方式。然而在施瑞伯的书中，"神经联系"指的是一个由神迹揭示出来的现实，它涉及上帝与人类的关系。施瑞伯认为，人类是由带有神经的身体构成的，神经中包含灵魂，而上帝只是由无数的神经束组成的。"神经联系"的概念意味着上帝以"神圣光线"向人类传递"孕育来世的思想和见解"（Schreber，1903，pp.23-4）。这些光线将神的神经物质化，并按照抛物线的轨迹，通过枕骨进入施瑞伯的脑内（Lacan，1959，p.468；Schreber，1903，pp.275-6）。在这个奇幻的描述中，施瑞伯并没有透露任何见解或信仰。他所表达的并不是一个经过深思后得出的结论，在其基础上也找不到任何信念行动（act of faith）。相反，施瑞伯对"神经联系"这一短语的解释给我们提供的是对现实的描述，完全出乎他自己的意料，给他带来的启示是："我比那些没有得到神的启示的人类更加无限接近真理。"（Schreber，1903，p.16）他很明确它并非来自自己的信仰或思考，而是一个强加给他的元素，这表明我们可以将其认定为自名的言语元素。

在言语语用学的层面上，我们可以清楚地看到自名出现在施瑞伯的书中，这本书显然是为一个证明而写。然而，自名的出现可能是相当微妙的。拉康认为，特别是在妄想症发展的早期阶段，人们可能非常不愿意透露自名（参见 Lacan，1955-6，p.256；1959，p.448），这可能是由于它们会引起困惑。

听者通常会觉得精神病的自名晦涩难懂、带有影射性或反讽性。

它们的出现使预期中的意义生成过程出现紊乱，并引起困惑。在倾听他人时，听者通常会期望所指层面是连续的。而自名打断了这种连续性，甚至让人怀疑是否能完全理解对方的言语。在这一点上，自名与隐喻不同。正如第3章所示，隐喻是一个意料之外的能指，它在特定的言语环境中引起意义。隐喻具有诗歌的效果，因为它为言语行动的所指开辟了一个新的维度："只要作品把我们引入一个不同的世界，并使之成为我们自己的世界，展现出一种存在、某种基本关系，就会有诗歌。"（Lacan，1955-6，p.78）相比之下，自名并不会为话语增添任何微妙的意义，而是破坏了它的稳定性。它与隐喻的相似之处在于它也是意料之外的，然而，与隐喻相反的是，它并不引发意义。自名是对听者预期意义的嘲讽。它们破坏了对话语所指的想象性预期，因此违背了社会关系中的交换准则。事实上，与自名的相遇给听者留下了无共识感（non-communality）的印象。在现象学精神病学领域，与拉康同时代的亨迪库斯·吕姆克（Rümke，1960）用"精神分裂体验"（schizophrenia experience）和"早发性精神病体验"（praecox experience）的概念来描述这种印象（Verhaeghe，2004）。这种体验的关键是患者对某些词或短语的特殊使用所引起的疏离感。

然而，有趣的是，我们可以看到，随着妄想的形成，自名的言语元素状况也发生了变化。起初，它们被体验为"内密的外部性"（intimate exteriorities），即来自外部的交流触及个人存在的内密性，之后变为我所说的"外部的内密性"（exterior intimacies），因为它们逐渐开始成为话语围绕其而组织在一起的内密极点。实际上，自名最初的表现常常是令人惊讶的词组，无法将其安置于个人对世界的通常体验之中。施瑞伯的《回忆录》很好地说明了这一点。他指出，上帝的神力向他显示了各种奇特的词语，如"灵魂谋杀"或"神经联系"，这在以前是完全陌生的。施瑞伯写道，这些关于他的词组

111　并非源自他自己的思想：它们是外部强加给他的，因此无法搁置在
　　一旁。他把它们描述为"我从未想到的词语"（Schreber，1903，p.25），
　　因为它们见证了他对超自然事物的参与。然而，他制作出一种解释
　　理论，逐渐将这些词语纳入描述他自己与上帝和人类的关系的叙述。
　　其结果是，它们的神秘性有所削弱。这些词语本身是突如其来的，
　　但他围绕这些词组的起源和意义建立故事情节，将它们整合到一个
　　外人可以理解的逻辑中。在他《回忆录》的导言中可以找到这种将
　　个人经验融入可理解的话语形式的意图：起初他只是为了让妻子熟
　　悉他的个人经验和宗教思想，但后来他认为他的文章可以让更多人
　　感兴趣（Schreber，1903，p.15）。在此过程中，施瑞伯将自名的言
　　语元素融合到能指链中。他从外部接收到的词组开始起着话语内密
　　点的作用，围绕着这些词组编织了一个结构良好的能指网。因此，
　　在妄想中阐述的叙事在一定程度上"能指化"了自名的言语元素。
　　然而，只要自名的言语元素作为继续挑战既定叙事的元素，继续从
　　外部显示出来，它们就仍然是外在的，只能在"事后"（après-coup）
　　才会被纳入框架。因此，我认为，在妄想的后期阶段，自名的言语
　　元素是"外部的内密性"：话语围绕着这些外部元素不断进行组织
　　和重组。

自名对主体的影响

　　由于最初被排除在能指链之外，自名的言语元素对主体性产生
了明显的影响。假设一个能指为另一个能指代表着主体，那么我们
必然会断定自名不符合这一描述。至少在最初阶段，自名是被排除
在能指之间的指涉之外的，因此它们破坏了意指过程，中止了主体
的表达。

　　拉康在探讨自名对主体的影响时，首先指出不应把精神病的自

名看作主体的信念。自名的主要特点是（来自外部的）神示，但又被排除在辩证的指涉之外。因此，自名的言语元素具有一种非凡的稳固性，意义不容辩驳。就精神病与其言语的关系而言，自名的不容辩驳性可以体现在言说者无法摆脱强加给他的内容，也无法采用后设视角来反思它。由于缺少对其他能指的指涉，自名的言语元素也难以受到质疑和评估。拉康（1964，p.238）认为，它们甚至没有进入精神病的信念系统（belief system）。这就是他对弗洛伊德（1955）观点的解释，即偏执狂的特征是对偏执（内容）的怀疑（disbelief）。偏执狂的特点并不在于自我抵御与自己不相容的思想的入侵，而在于无法摆脱这些思想："尽管偏执狂看似受到信念的驱使，但其本身就存在怀疑（Unglauben）现象。这不是不相信它，而是缺少相信它的一个条件。"（Lacan，1964，p.238）信念意味着优先采用更"真实"的观念而不是其他观念。既然不考虑自名言语元素与其他能指的关系，那就没有任何东西可以从相信或不相信的角度与之相提并论（类似的观点可参见 Berrios，1991，1996；Villagran and Berrios，1996）。拉康认为，以妄想为基础的精神病启示无法用信念来评定，这与当今精神病学将妄想当作错误信念的主流定义相悖，并且严重质疑相关定义。

拉康的作品同样反对用思想扭曲来评定妄想。思想是逻辑推理过程中出现的一个元素。它是思考的产物，并与其他思想联系在一起。此外，思考需要一个能思考的头脑，它预设了能够识别和认识自己的智力。而妄想的情况是这两个条件都没有得到满足。妄想的关键是一个意外出现的言语元素，它避开了对其他元素的指涉；自名的出现不需要指涉之前的观点。此外，精神病中的自名明确地被体验为不是自己生成的，而是一种强加或神示。因此，将这种自名元素定义为思想扭曲也是站不住脚的，它实际上缺少的是与其他思想或头脑活动的必要联结。

　　既然拉康认为精神病的基本问题是排除，那么也无须夸大自名对主体的影响。在讨论心理自动性的概念时，拉康（1955-6，p.306）指出，其文本实际上"重构了精神病主体无法接受的内容"。精神病的基本问题是父亲的名义的缺位，因此，有关主体实存的问题无法得到解决。自名在这些问题上具有重构的作用，并掩盖了关于主体实存的问题所暴露出的缺口。按照这个逻辑，自名是对有关性身份、存在的偶然性和亲密关系等个人未能解决的诉求的"自动"回答。这不是一个由能述主体生成的答案，却在能指链中显露出来。通过它们出现在能指链中，自名再次开始表达主体性。对此，拉康（1955-6，p.307）说，当一个人无法回答关于主体实存的问题时，"能够让他重新回到他日趋失去的人性的唯一方式，是让他自己永远存在于构成心理自动性文本的生命之流的细长评论中"。心理自动性的自名言语元素为再次构成所述主体提供了基础。

施瑞伯和他的隐喻

　　拉康在讨论施瑞伯时提出的核心思想是，在制作妄想的过程中，施瑞伯创造出一个妄想隐喻来补偿父亲的名义的缺位。在我看来，这个替代性隐喻重建了主体的位置，并使混乱世界恢复了秩序。首先，我会强调拉康关于施瑞伯案例中精神病发作的见解；其次，我会解释妄想隐喻如何补偿象征界缺少锚定的问题。

　　在讨论施瑞伯的精神病体验的结构时，拉康认为，与父亲身份相关的问题对他构成了困扰。问题不在于他经历了多少失望，而是体现在他去思考和妻子没有自己的孩子这件事上（Schreber，1903，p.46）。问题也不在于在他成功晋升为德累斯顿高等法院（High Court in Dresden）的大法官后，令他在社会上获得了父亲般的地位（Lacan，1959，p.484）而感到的过大压力（Schreber，1903，p.46）。

重要的是，这些事件使他面对象征界中锚定的缺失。拉康（1959，p.484）认为，施瑞伯缺少了"父亲身份的能指"。这使他易受危及父亲身份和召唤排除的能指事件的影响。这样的事件是实在的，并引发他作为主体的消失，而不是产生能指性的表达。

从父之名隐喻公式的角度，拉康指出其父亲的象征功能已经归零[1]，因此，父亲身份的欲望无法被能指化。他根本无法在父亲的问题上建立起一种身份。父亲的身份对他来说就像象征宇宙中的黑洞。只要避开这个黑洞，象征界就能保持秩序。然而，一旦触及这个黑洞，秩序和想象的一致性就会消失。从概念的角度上说，拉康对此的总结是，与排除相呼应的是阳具功能的缺失[2]：由于缺少父亲身份的能指，施瑞伯无法在生活里涉及父亲身份的具体事件中建立起自己作为一个欲望主体的连贯感。恰恰相反，这些事件由于没有象征界的介入而引发了精神病的体验。

在我看来，这种与排除形成的黑洞相遇的结果是大他者发疯：象征界突然失去了它的内部组织，这抹杀了语言中的结构。事实上，拉康精神病结构理论的一个基本观点是象征界的失序，这意味着根本问题不是主体层面的紊乱，而是大他者层面的失序。排除是涉及大他者层面的元素，以及拉康对妄想是如何组织在一起的讨论，就体现出这一观点。在妄想的情境中，主体应对无规则的大他者的能力会受到严峻的考验。在对此的讨论中，拉康提出了主体有能力为发疯的大他者恢复某种秩序的可能性。象征秩序中的大他者可能已经失控，但仍然可以发明一种解决这种疯癫的方法。

拉康（1959，p.468）列举了施瑞伯案例中三种见证象征界失序的例子：当语言开始以幻觉的形式自己说话时；由于自名这种言语

---

1 在I图式（Lacan，1959，p.476）中，失效的父亲用P0表示。P代表父亲（法语中的Père），0代表父亲功能的失效。

2 在I图式（Lacan，1959，p.476）中，缺失的阳具用Φ0表示。Φ代表阳具，0代表阳具的失效。

元素的出现，奇怪的生物开始出现在他的世界；以及上帝以一种最奇特的方式开始干预施瑞伯的生活。[1]

在这些元素中，施瑞伯与上帝的妄想关系应得到进一步的探讨，这不仅仅是因为施瑞伯的上帝是一个著名人物。在犹太－基督教传统中，上帝是一个象征性的父亲角色，人们通过这一角色相信人类的命运，并赋予生活意义，但施瑞伯的上帝则以完全相反的立场而引人注目。施瑞伯对上帝进入他生活的方式感到震惊，并认为他与上帝的经历触动人心，甚至可能为宗教事务增添一个新视角（Schreber，1903，pp.7，16-18）。他的宗教思想引人注目的一点是，他坚持上帝引入一些新奇的概念，例如，认为上帝实际上是由"下层上帝（阿里曼）"和"上层上帝（奥姆兹德）"构成，或者认为天堂分为"前庭"（forecourts）、"后院"（posterior realms）和"前院"（anterior realms）（Schreber，1903，p.30）。然而，他的宗教观点表明，最重要的是上帝是不可信的。他的上帝在很大程度上是一个不可预测的、常令人震惊的、有时甚至是荒谬的人物。因此，拉康认为他的行为见证了排除：给施瑞伯带来某种世界感的神圣原则压根就没有出现在《回忆录》中。在这一点上，他的编年史与神秘主义者的报告有很大不同。他与上帝的所有遭遇都没有引发宗教主义者如十字架上的圣约翰所见证的那种喜悦、统一或平静的体验（Lacan，1955-6，p.77；1959，p.479）。他的上帝不是一个值得敬畏对待的"汝"（Thou），而是一种以最令人气愤的方式干扰施瑞伯生活的残酷力量。拉康（1959，p.479）因此得出结论，施瑞伯与上帝的关系可以被描述为"不是一种人与人之间的融合而是一种混合"。事实上，施瑞伯的上帝是一个必须妥协的恶棍，执行着一项卑鄙的政策，而不是宗教信徒通常渴望的避风港。

---

1 拉康（1959，p.468）说，各种创造（Created）的自名源于终极造物主（Creator）——上帝，并且通过自名，各种创造物（Creatures）才得以实存。

然而，拉康（1959，p.481）认为，施瑞伯有效地抵制了象征界的失序，并通过创造出妄想隐喻，设法稳定了能指与所指的关系。妄想隐喻取代了缺位的父性隐喻，并为话语提供锚定，以此为基础，主体的身份（"我是谁？"）和（母亲）大他者的欲望（"你想从我这里得到什么？"）才能获得所指。这种妄想隐喻的核心是一个能指，处于排除的父之名层面，它取代了另一个能指，处于（母亲）大他者欲望的层面。由于这种替代，大他者服从一个普遍的组织原则。

拉康（1959，p.481）在《论精神病任何可能治疗的先决问题》的结尾引入了妄想隐喻的概念，对施瑞伯的妄想的组织作出如下结论："正是由于父亲的名义在这个位置的缺失，为所指打开了一个洞，从而引发了对能指的一系列重新解释，导致想象界的灾难逐步加剧，直到能指和所指最终在一个妄想隐喻下得到稳定。"这篇文章没有讨论妄想隐喻过程到底是如何发生的，拉康后来的作品也没有详细阐述这一构想。然而，基于介绍这一概念之前的讨论，我认为可以将妄想隐喻的作用作如下描述。

组织施瑞伯的妄想隐喻的核心能指是"女性化"[1]（德语 entmannen/Entmannung，英语 unman/unmanning）[2]，从这个可以称为妄想的能指开始，他评估了上帝神秘的来去，以及他所受到的各种超自然的操纵。妄想的起点通常是对外部掌控力量模糊的感知和基本观察，而妄想隐喻提供了另一个能指，可以将之前的能指放入能指链中。通常情况下，这条能指链最终会形成一种解释理论，对疯狂的大他者的意图进行解释。实际上，施瑞伯得出女性化的想法是对弗莱希格和上帝参与的阴谋做出的解释，这使他们的行为在某种程度上变得可以理解。拉康认为，这个能指所引发的想法，填

116

---

1 拉康在第3研讨班中谈到 Entmanung 在文本里的意思是"变成女人"，虽然它"根本不是阉割"，却是围绕阉割主题的"阳具对象的丧失"。——译者注

2 拉康（1959，p.471）认为，英文 unmanning 是对德文 entmannen 一词的错译。他觉得更好的翻译是 emasculation。

补了因排除所造成的想象界的缺口："因为想象界已为象征性隐喻的缺位打开了一个缺口，这个缺口只能在实施女性化的过程中找到消除的办法。"（Lacan，1959，p.470）

在施瑞伯的《回忆录》中，他很早就将女性化定义为一个无可争议的计划，它描述了宇宙事件的进程。他将其描述为"世界秩序中固有的趋势，根据这一趋势，一个人（'灵魂先知'）在某些情况下，一旦与上帝的神经产生密不可分的联系，就必须'女性化'（变成女人）"（Schreber，1903，p.53）。施瑞伯对这一原则的坚持贯穿整本书，并不时增加新的细节。他把它描述为一个不容质疑的原则，最终会在荣光中发生。[1]这是他开始解读世界法则的公理，因此女性化观点是对父亲的名义这个排除能指的替代。

如上所述，女性化原则使施瑞伯能够发展出一套关于弗莱希格和上帝与他进行"神经联系"的理论。他认为他们密谋对他进行"灵魂谋杀"的行为是对女性化原则的嘲弄：施瑞伯会受到"性虐待"，他的身体将"像妓女一样用于卖淫"，最后他会"被遗弃任其腐烂"（Schreber，1903，pp.63，96）。上帝和弗莱希格因参与了这样的阴谋，而"误解了上述世界秩序的基本趋势"（Schreber，1903，p.63）。因此，女性化想法首度让施瑞伯感到厌恶：在这里，上帝违背了"世界秩序"。施瑞伯表示，在这方面，他感到自己受到上帝"淫乐"的支配：大量女性"淫乐神经"植入他的体内，性虐待的危险无处不在（Schreber，1903，p.124）。为了应付这种无耻的肉欲，施瑞伯不断防御自己体验到的"所有女性冲动"，以及性虐待可能出现的所有场景（Schreber，1903，p.125）。

这种妄想隐喻过程的第一步的特点是，两个能指被置于辩证的对立位置：施瑞伯的"女性化公理"与上帝的"淫乐阴谋"相对立。

1　施瑞伯（1903，p.61）指出，在他身上经历"女性化神迹"之前，他有两次这样的经历："下层上帝（阿里曼）的射线具有产生女性化神迹的力量；上层上帝（奥姆兹德）的射线具有在必要时恢复男子气概的力量。"

从概念上说，我认为在这种辩证关系中，妄想的能指与我称为大他者疯癫的能指相对立。在这种情况下，我们可以进一步认为，大他者疯癫的能指只有在与妄想的能指的对立中才能形成。在这种对立出现之前，根本不存在大他者疯癫的能指。在转化为能指之前，这种疯癫只是一种无法命名且令人困惑的实在性直觉。

在主体层面上，这种转化产生了重要影响：施瑞伯通过将阴谋者的意图与女性化公理保持辩证关系，为自己确立了一个位置。女性化公理使他免受阴谋的侵害，并为他提供了一个可以谴责所发生之事的位置："虽然我饱受痛苦和副作用，但在一个弱小人类与上帝本身之间发生的如此不平等的战斗中，我是胜利者，因为世界的秩序站在我这边。"（Schreber，1903，p.67）女性化原则使他能够从法则的角度考虑世界，这与父亲的名义在父性隐喻中所起的作用完全相同。

妄想隐喻过程的第二步是辩证的扬弃（Aufhebung），在这个过程中，妄想的能指开始重新表示上帝的阴谋。施瑞伯由此指出，上帝的女性化淫乱的想法不一定是一个问题，"按照世界秩序解决冲突"是可能的（Schreber，1903，p.121）。他设想的解决方案意味着上帝的淫乐计划可以服从女性化公理。施瑞伯称这个解决方案为Versöhnung，拉康（1959，p.472）指出，这个词指的是"和解"，即解决对立倾向的一种方法；也指"牺牲"，即放弃某些东西。施瑞伯心中的Versöhnung的想法是，在进一步追求女性化公理时，他实际上会成为上帝的妻子，并通过他与上帝之间的交合为重新撑起宇宙的新人类打下基础。在这个隐喻化过程中，妄想的能指和大他者疯癫的能指之间的辩证扬弃产生了Versöhnung的新所指。

"和解"的关键在于，它首先见证了上帝的淫乐阴谋屈从于一个更大的计划。这个隐喻重新代表了上帝的性意图，它不再有纯粹的淫乐目的，它的目的不仅是虐待施瑞伯，也是"为创造新人类"

118

而让他怀孕（Schreber，1903，p.164）。在这种情况下，妄想隐喻的第一个结果是，它为施瑞伯所面对的疯癫的大他者提供了一种治疗。上帝因为"和解"而受到法律的约束。从此，上帝再也无法逃脱女性化公理。

妄想隐喻的第二个结果是它重新代表了主体。施瑞伯所做的改变可以说是从"妓女"的位置转到"圣母"的位置。[1]在上帝追求淫乐阴谋时，他就一直占据"妓女"的位置。施瑞伯（1903，p.96）指出，上帝只把他看作"妓女"，而阴谋围绕着性剥削。随着"和解"的实现，这种情况发生了变化。施瑞伯决定牺牲自己的男性气质，认为成为上帝的妻子才是他的命运，这为他带来了心灵的平静。基于施瑞伯（1903，p.17）早期对圣母无原罪的评论，他说，"上帝，作为一个具有人类性器官的人，与孕育耶稣基督的女人发生性行为"，施瑞伯的新位置可以被描述为圣母的位置。拉康（1959，p.471）认为，施瑞伯因为占据了这个新位置，使他认同了上帝阳具的位置，至此，他成为上帝和世界缺失秩序之间的纽带。

在占据圣母这个位置的同时，施瑞伯开始塑造自己的女性形象。在"和解"之前，施瑞伯似乎对自己身体的女性化迹象感到困惑，而这个妄想隐喻则导致他完全接受了这一点："从那时起，我把全心全意地塑造女性气质作为我的志向，只要我认为环境允许，我就会继续这样做，不管那些对超自然原因一无所知的人怎么看我，我都会一直这样做。"（Schreber，1903，p.164）拉康（1959，p.474）认为，这种女性气质的塑造很重要，它在想象层面恢复了施瑞伯主体一致性体验。

施瑞伯妄想隐喻的运作方式如图 5.2 所示：

1　这些对立的位置让人想起弗洛伊德（1910）关于男性对象选择的理论，尽管在施瑞伯的案例中，这些位置指的是他自己的身份，而不是对象的身份。

$$\frac{女性化公理}{上帝的淫乐阴谋} \cdot \frac{上帝的淫乐阴谋}{施瑞伯的所指} \rightarrow 女性化公理\left(\frac{大他者}{和解}\right)$$

图 5.2 施瑞伯的妄想隐喻

这一图式表明，女性化公理取代了上帝的淫乐阴谋的能指。由于这一转变，和解的概念就凸显出来了。一方面，和解为施瑞伯提供了一个所指：他将成为上帝的妻子；另一方面，和解也是衡量大他者一切行为的分母。

施瑞伯的康复力

在讨论施瑞伯应对精神病发作的方式时，拉康（1959，p.469）除了提到创造妄想隐喻，还提出了有两个因素促成了施瑞伯的康复：他试图通过《回忆录》记录个人经历和结论，并且他继续在与妻子的关系中找到伴侣的位置。这两个因素都意味着他在某种程度上仍被嵌入社会关系中，这为表达出主体提供了结构基础。

构成施瑞伯康复的第一个额外因素是他"毫不犹豫地……使用这个词"（Lacan，1959，p.469），他向读者披露自己的生活经历。虽然施瑞伯起初写《回忆录》并非为了出版，但他逐渐相信，发生在他身上的事情具有更广泛的社会价值，值得出版："我相信，在我的有生之年，如果对我的身体进行专业检查和对我的个人命运进行观察，对科学和宗教真理的认识都会产生价值。"（Schreber，1903，p.3）从拉康关于人与人之间相互承认的观点来看（参见第 3 章），这种奉献并非微不足道。施瑞伯有意传达的是，他的自传是献给人类的，我们就是他的读者。以一种颠倒的形式反馈给他的信息是，他的个人经历很重要，因为它们可以用回忆录这种文学体裁来表达，而他的身份是作者。事实上，施瑞伯不仅撰写了一本书，还出版了它，将自己写入一种个人表达的文化模式中，在这种模式

120

中，他占据的是对他人具有社会价值的主体位置。

拉康认为施瑞伯康复的第二个相关因素是，他保持了与妻子的关系。施瑞伯（1903，p.165）指出，虽然他的妻子肯定无法完全理解他"全部的思想倾向"，但他们之间的关系经受住了他精神病发作的考验：他的妻子继续对他表现出忠贞的爱（Schreber，1903，p.119），而他也保留着"从前全部的爱"（Schreber，1903，p.165）。拉康（1959，p.478）在讨论这种夫妻关系时，强调了友情的稳定作用。施瑞伯并没有把他的妻子当作以某种方式挑战他的主体身份的人，而是作为忠实站在他身旁的伴侣。坚持这种关系使施瑞伯维持了与现实的普通日常联系，这种与他人的关系，凸显的是一种非妄想式关系。施瑞伯与世界的关系受到破坏后，他与大他者的关系中出现了一些"不正常"（Lacan，1959，p.478）。然而，这种破坏关系可以与相似者的普通关系很好地共存。拉康强调，施瑞伯因坚持这种关系而使自我想象一致性得到了维持。[1]无论施瑞伯经历了什么样的变化，作为丈夫的身份连续性使他能够站稳脚跟。

结　语

拉康的排除概念可以从弗洛伊德理论以及精神病学对病理过程的关注中抽离出一种阐释妄想的新视角。从医学角度来看，妄想通常被视为精神病的迹象，是应当消除的障碍。但拉康则认为，妄想在个人层面上是有意义的。妄想是具有内在逻辑的言语事件，随着时间推移其内在逻辑会改变，这种改变使作为主体的个人处境岌岌可危。这种改变可以用隐喻和换喻的概念来描述，从中可以区分出三个步骤。首先，当换喻因面对能指网络中出现的一个根本性空洞

121

1　在 I 图式（Lacan，1959，p.476）中，从"爱自己的妻子"与代表自我（moi）的字母 m 和代表镜像的字母 *a* 之间的图形关联中，我们可以看到维持自我完整性的作用。

而断裂时，主体就会失去其物质基础。能指链的连续性消失，［会导致］主体受到消失的威胁。其次，自名切分了这个空洞，因此可以被当作初级的自我调节反应。自名最初被体验为"内密的外部性"或来自外部的交流，触及个人存在的内密性。然而，它们逐渐转变为"外部的内密性"，因为它们开始成为组织话语的内密点。就其对主体的影响而言，自名不能被归于信念或错误思想，它是重新构建所述主体的基础。最后，妄想可以产生隐喻化的过程，在这个过程中，主体与之对抗的疯癫大他者受到了法则的压制，因此可以出现一种新的方式来表达主体的身份。拉康认为，妄想隐喻的建构稳定了能指与所指的关系，并且弥补了父之名隐喻锚定的缺位。

与弗洛伊德的方法相比，拉康对妄想的讨论之所以引人注目，是因其提出的各种理论坐标。拉康不认为投射是一个有用的概念，而是认为当缺少象征界的支撑时，妄想可以作为表达主体实存问题的一种方式。在其基本形式中，妄想反映的是一个人的思想和行动被一种外部力量主动操纵。这种归并不能保障主体免于解体，这就是妄想不被认为是稳定的原因。稳定可以通过创造一个妄想隐喻和将主体嵌入社会关系而获得。妄想隐喻从内部稳定了妄想。它通过一个核心能指，为疯癫大他者的动机命名，在象征界中产生秩序，并为主体指定一个身份。此外，通过将主体嵌入社会关系中，妄想也可以从外部获得稳定。妄想的本质是一项个人事业。拉康强调，如果能够将妄想隐喻本身引入文化背景中，或者如果在出现妄想时仍可保持友情的纽带，那么就可以为表达主体提供一个结构。

然而，这并不意味着妄想的构建总是稳定的，也不意味着在治疗上我们应该以培养妄想隐喻的制作为目标。许多妄想患者从未领悟到一个包罗万象的法则，来解释妄想中人物的行为或他们自己在世界中的位置。探索他们的妄想往往会强化疯癫大他者的体验，这就是为什么后来的拉康派分析家，如让－克洛德·马莱瓦尔（Maleval，

2000）建议，除了建立妄想隐喻的可能性，还应该找到掌握基元现象的其他模式。

推移并没有被证明是长期稳定的。在他后来的生活中，施瑞伯经历了第三次疾病发作，其中浮现出一些无法用妄想隐喻掌控的体验（Maleval，2000）。妄想隐喻的概念提供了一种理解妄想的方式，但不应被视为终极模式。在我看来，拉康提出为读者写作和坚持友情增添了施瑞伯的康复力，这进一步表明，获得稳定并不完全是由于妄想隐喻的制作。

我不认为妄想隐喻是解释所有妄想的范式，而是建议以拉康对施瑞伯《回忆录》的详细研究为例。通过讨论主体性如何以具体能指组织起来，拉康展示出精神分析家应该遵循的方法：细致研究患者的言语，特别关注无意识层面的实存问题所起的作用，以及个体处理疯癫大他者的方式。这种系统化的方法对于理解如何组织具体的治疗干预至关重要。

第 3 部分

───────

第三时期：对象 a 的时期

6

精神病中的对象 *a* 和享乐

拉康在 1960 年代的转变

在专注于能指多年后，拉康于 1960 年代初作出重大转变。他曾以严格的能指逻辑的方式所处理的问题，现在改用象征界的边界来看待之。他接受的新观点是，存在的某些方面无法通过语言来把握，力比多和冲动的领域不能简单地化约到象征界。尽管在 1950 年代，拉康还认为冲动是通过能指链来表现的，但到了 1960 年代，他则认为冲动的各个方面都在抵制表象化（representation），无法用能指链来表达。

拉康在这一时期，不仅开始向他的词汇表中添加新的概念，而且其作品也更为抽象。在 1960 年代之前，拉康非常关注其他作者的作品，并根据对这些作品的详细评论来构思自己的观点。然而到了 1960 年代，情况发生了变化。尽管拉康也会引用其他作者的作品，但为了概念的发展，他不再止步于与其他精神分析家或精神病学家进行对话，而是逐渐追求自己的创新思考方向，因此，对那些不熟悉他作品的人来说，［阅读］他的研讨班和书面文本变得越来越困难。这种抽象程度的提高也会体现在本章和下一章。

拉康用来探讨主体性领域的两个关键概念是"享乐"（jouissance）

和"对象 *a*",它们就位于象征界的边界之处。[1]正如拉康（1970，p.194）指出，法语词 jouissance [2]很难被翻译成英语，这就是它通常被保留为原词的原因。enjoyment 是英语对其字面的翻译，但这个翻译因其所蕴含的快乐意味而［显得］不那么恰当。对拉康来说，jouissance 表示一种超越快乐的满足或冲动满足的模式。因为它主要作用于我们的身体体验层面，拉康将享乐放到与能指链辩证对立的位置上。对象 *a* 指的是在使用语言后，带有神话色彩的部分对象（partial object）的剩余物。

拉康借助享乐和对象 *a* 的概念，在某种程度上重新调整了他对精神病的讨论。从第 3 研讨班（1955—1956）和《论精神病任何可能治疗的先决问题》一文（Lacan，1959）到关于乔伊斯的第 23 研讨班（1975—1976）之间，拉康对精神病的评论寥寥无几。然而，他零散的评论也表明，由于父亲的名义的排除使对象 *a* 和享乐在精神病中具有特殊的地位。

本章是对享乐和对象 *a* 概念的概述。首先，我会详细探讨这些概念，因为它们是本章后续部分的基础。其次，从拉康"不存在所谓的大他者的大他者"的观点出发，即没有任何能指能够保证象征界的一致性，我将再次回顾父亲的名义的概念。我认为，在 1960 年代，拉康对父亲的名义做出了不同的解释，这对此后如何解释排除具有重要影响。再次，我会对拉康是如何概念化精神病中的对象 *a* 进行讨论，着重讨论偏执狂（paranoia）和精神分裂症（schizophrenia）的区别。最后，我将回顾拉康（1965）对玛格丽特·杜拉斯（Duras，

1　在 1960 年代以前，拉康偶尔会使用"享乐"和"对象 *a*"这两个概念。享乐在第 7 研讨班（Lacan，1959-60；De Kesel，2009；Miller，1999）中有广泛讨论，它指的是超越满足的欲望。对象 *a* 有时也被用来指涉欲望所指向的想象对象（Miller，1999，2004a）。

2　jouissance 的常见翻译除了"享乐"，还有"原乐、绝爽"，这些翻译都或多或少是对 joui（高潮）的解释，而缺少了这个词所包含的"痛苦"意味。实际上，快乐原则是对享乐的一种限制，使主体尽可能少的享乐，即使快乐原则中也包含了不快乐的部分。本文对 jouissance 的翻译取自对英文 enjoyment 的翻译。——译者注

1964）的小说《劳儿之劫》[1]的讨论。他对小说中的劳拉·瓦莱里·施泰因这个人物的讨论，可以用来解释精神病是如何不依赖于能指而获得稳定的。鉴于拉康关于精神病的评论散布于不同的文本和研讨班中，本章所提出的观点呈现的是我自己对他的评论的阅读和解释。

享乐与对象 a

通过在作品中引入对象 a 和享乐的概念，拉康提出了一个他称为实在界的理论，即存在中有象征界无法表达的方面（Shepherdson，2008；Verhaeghe，2001）。根据阿兰·巴迪欧（Badiou，1982，2009，2010）的观点，我们可以认为从 1960 年代起，拉康对存在（being）和实存（existence）进行了严格区分，并将它们定义为两个辩证对立的范畴。实存指的是象征界中表达的主体，而存在指的是实在界中的主体。

在 1950 年代，拉康尚未对二者做出这样的区分。这时的存在（being）和生命（living）还被视为由象征界所决定的想象现象（Lacan，1959，p.461），此时拉康认为精神分析唯一应当关注的是象征界。而实存涉及的是主体的位置，且直接位于象征界，这意味着拉康认为实存决定了存在。与之相反的是，到了 1960 年代，存在被重新定义为实存的对立面。在这种观点中，实存仍然涉及象征界中表达的主体，但存在从此被限定在实在界（Miller，1999）。这种转变出现

127

1　这本书的法语书名为 Le Ravissement de Lol V. Stein。根据《劳儿之劫》译者王东亮的观点，其中的 ravissement 是杜拉斯有意选用的多义词，既可以表示与理性消减有关的状态，如"迷狂、狂喜、迷醉"，也可以表示某种强力行为，如"强夺、绑架、劫持"。汉语中找不到如英语 ravishing 一样的近似对应词，只能选择其中一个意思。另外，劳儿对自己的名字不同寻常的修改也值得注意。在让劳儿发疯的舞会事件发生后，在痛苦和愤怒中，她改变了自己的名字。原来完整的名和姓的组合 Lola Valérie Stein（劳拉·瓦莱里·施泰因）被她改成了 Lol V. Stein（劳儿·V. 施泰因）。从此，她不仅这样指称自己，也要别人这样指称她。单从字形来看，一个完整的有国别和性别指向的 Lola Valérie 变成了被删减、被截断、被隐藏的 Lol V.，这让她成了一个看不出属于哪一国家、哪一语言名称系统的残缺的存在。——译者注

在第 9 研讨班（1961—1962）和第 10 研讨班（1962—1963）中，前者探讨了象征界的极限，重点是逻辑和拓扑学；后者主要是对焦虑问题的探究（Miller，2004a）。在这两期研讨班中，拉康将能指主体与他所称的享乐主体[1]对立起来（Lacan，1962-3，pp.203-4）。能指主体指的是作为能指连接的效果而产生的主体性。主体的这种"实存"指的是它在世界中的位置和身份通过大他者得以表达。相比之下，享乐主体指的是存在的力比多肉体（libidinous corporeality）。它指涉了一种不（尚未）由能指决定的存在状态。享乐主体"存在"，但不实存。在借助能指做出区分之前，享乐主体指涉的是人之为原物（Thing）的本质。主体的身份和在世界中的位置还没有得到表达。

重要的是，拉康用辩证的术语描述大他者与享乐主体之间的关系。这意味着，在享乐与大他者之间的张力中，实现了扬弃或颠覆，从而产生了主体性的一个新组成部分：对象 a。对象 a 是使用能指而产生的力比多肉体的部分，但又不能以能指的方式来代表。它是能指主体残留的少许存在，但没有转化为象征界中的实存。

拉康主要采用的是逻辑法论述对象 a 的观点：1961—1962 年用的是表面拓扑学，1962—1963 年用的是类算术来进行解释。重要的是，这样的解释并没有遵照发展心理学的观点。拉康认为，要研究对象 a 的产生过程，就应该研究其辩证性的转变，这与他用隐喻的方式重新解释俄狄浦斯情结一样（Lacan，1959）。而对此的人际间和发展动力学的推测则是无关紧要的。这一点在拉康对精神分析家皮耶拉·奥拉格尼耶（Piera Aulagnier）于 1961—1962 年研讨班上的客座演讲（lesson 2，May 1962）的反应中显而易见，在那次演讲中，她讨论了正常、神经症、性倒错和精神病与部分对象（partial object）的关系。奥拉格尼耶认为，个体与部分对象的关系反映了过去的历史，而这种历史非常适合用儿童与其父母之间的互动动力学

1　'sujet de la jouissance'.

（interactional dynamics）来描述。无论是在对奥拉格尼耶的讲座的直接评论中，还是在后来的研讨班上，拉康都没有遵循这种发展心理学的逻辑。相反，拉康关注的是部分对象的逻辑状态和所处的辩证结构，而不是预设的因果机制。

拉康在其辩证模式中提出了大他者和享乐主体两个核心术语。大他者仍然指的是表达主体的能指的"地点"或"宝库"（Lacan，1962-3，pp.37，189）。享乐主体指的是"在（与大他者）辩证起源处假设出来的主体"[1]（Lacan，1962-3，p.135）。享乐主体"尚不是实存的主体，它是必须根据能指来确定自身的主体"[2]（Lacan，1962-3，p.37）。拉康将享乐主体描述为"神话主体，它是生命体的感知阶段：这个难以理解之物（fathomless thing）能够从出生到死亡有一些体验，或言之体验能够涵盖所有的痛苦和快乐"（Lacan，1970，p.194）。在进一步探讨这个概念时，拉康补充道："我们应当首先将生命体考虑为享乐的主体，但是这个我们称为快乐原则（实际上只是不快乐原则）的心理学定律很快就会给所有的'享乐'设限。如果享乐过多，我就会开始感到痛苦，进而会节制我的快乐。故而，机体似乎有意在避免过多的'享乐'。"（Lacan，1970，pp.194-5）[3]

这些对享乐主体的充分描述揭示出存在本质的三个主要观点。第一，拉康提出享乐主体代表了存在的肉体一面，它与能指主体构成辩证对立。如果有机体没有这样的对立面，能指主体也就根本不存在。第二，拉康的描述清楚地表明，享乐主体作为生命有机体，不应被视为一个运行平稳的机器。拉康并没有把它描述为一个以原初满足为特征的神话统一体，而是把它描述为一个"难以理解之物"。

---

1 'le sujet hypothétique à l'origine de cette dialectique'.

2 'le sujet encore non-existant, qui a à se situer comme déterminé par le signifiant'.

3 关于享乐主题的进一步讨论可以在芬克（Fink，2002）和沃黑赫（Verhaeghe，2002）的作品中找到。

拉康将人类有机体称为"物"，强调的是人并不等于肉体——我们通常说我们拥有身体，而不是说我们就是身体，这绝非偶然（Lacan，1976d）。身体是"难以理解"的观点反过来强调了我们的肉体存在是神秘而实在的：可以对电脑和机器进行编程，但人类身体在很大程度上逃脱了这种象征化的方向。第三，拉康对身体的描述表明，身体作为生命有机体应该被视为"有感知的"，并且"能够有所体验"。这种感知不同于现象学中体验的概念或心理学的情感概念。拉康认为，实在身体的体验就是享乐。享乐涉及身体受冲动影响的方式，并表明除了快乐体验，兴奋和焦躁也可以带来满足感。身体的本质以肉体的冲动为特征，这些冲动不断破坏想象性的整体性体验，阻碍能指的顺利表达。身体的享乐只能被体验为一种难以承受的过剩（Lacan，1966-7，lesson 24，May1967）。从这个意义上说，只要我们屈服于享乐，即无法控制那些驱动我们作为生命体存在的力量，我们就是享乐主体。此外，拉康还补充说，弗洛伊德（1915，1920）[1]所描述的快乐原则是对享乐的设限。身体的享乐太多就会难以忍受，而快乐原则实际上避免不快乐，通过避免过度兴奋而起到调节作用。

大他者的分裂及其后果

为了理解大他者与享乐主体之间的辩证关系所产生的转变，拉康（1962-3，pp.37，135）在第10研讨班中提出了一个类算术的解释，并引入下面的图式[2]（图6.1）：

---

1 快乐原则是指尽量避免和减少因躯体紧张加剧所引起的不快感，以及尽量优化快乐体验的倾向。
2 我们可以在该研讨班的法文版中看到这个图式；然而，拉康（1962-3，p.189）使用的不是 O 和划杠的 O，而是用的 A 和划杠的 A。A 是法语词 Autre 的缩写，意为大他者（Other），因此我们将其缩写为 O。

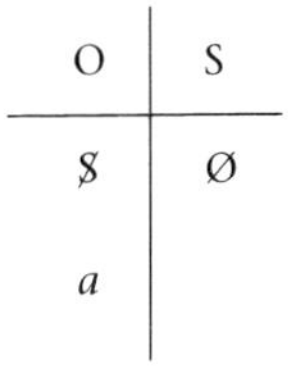

$$
\begin{array}{c|c}
\text{O} & \text{S} \\
\hline
\text{\$} & \text{\O} \\
a &
\end{array}
$$

图 6.1 大他者分裂的数元

我将这个类算术图式称为大他者分裂的数元，它与欧洲记数法中除法算式"同源"[1]（Lacan，1962-3，p.135）。它表示大他者（O）与享乐主体（S）之间的辩证关系，是分裂主体（\$）形成过程的基础。在这个公式中，拉康实际上首先定义了两个领域：一个是位于数元左边的大他者领域；另一个是位于右边的主体领域。就心理体验而言，位于大他者领域的元素被体验为属于外部世界，而位于主体领域的材料则被体验为内部世界。

然而，拉康用这样一种算术关系不仅描述的是 S 和 O 之间的辩证关系，更特别的是它暗示了 S 造成了 O 的分裂：以大他者或象征界为参照点，原始主体或实在界摆在其上方。

拉康提出 O 成为受到分割的元素，这表明他仍然强调大他者的首要地位：O 是将身体享乐转化为语言的系统。这传递的观点是，人类用语言给身体的享乐一个位置。对此，拉康说，"主体必须在大他者的地点，主要以能指的形式构建自身"[2]（Lacan，1962-3，p.189），并且"主体必须沿着大他者的道路实现自身"[3]（Lacan，1962-3，p.203）。这些论述表明，只有以大他者的方式表达自身，主体的实存才得以形成。由此，享乐的原始主体就部分地纳入语言

1　本节中的分裂（division），在英语中也含有"除法"的意思。所以这里的"分裂"与"除法"不仅形式类似，而且用词相同。——译者注

2　'le sujet a à se constituer au lieu de l'Autre sous les espèces primaires du signifiant'.

3　'c' est par la voie de l'autre que le sujet a à se réaliser'.

中，这就是分裂的主体（$）这一概念所表达的内容：主体性的某些方面可以通过语言表达，但这种表达并不彻底，这正是 $ 中的斜杠所表示的。

在 $ 旁边，是拉康认为第二个受到 $ 分割影响的元素Ø。Ø是拉康称为"被划杠的大他者"的符号[1]（Lacan，1962-3，p.136），它表示通过言语表达的能指链。重要的是，拉康认为这条能指链构成了无意识："我的这一侧（主体分裂后的一侧）是Ø构成我的无意识，它也是我无法抵达的大他者。"[2]（Lacan，1962-3，p.37）这个观点其实并不令人惊讶，因为在 1960 年代之前，拉康（1959，p.459）就已经把无意识定义为"大他者的话语"（the Other's discourse），这意味着它是自我意图之外，在人类功能中表现出的一连串的能指。Ø折射出"大他者无法抵达"的观点，表明 $ 和 O 无法完全一致，这是他在 1960 年代作品中提出的新观点。这种新观点是，无论 $ 产生多少言语，总有一些享乐是不能通过大他者表达的。这也使拉康得出这样的结论：在我们使用语言的过程中，"大他者实存的完整性依赖的保证是缺失的，因此就出现了划杠的大他者"[3]（Lacan，1962-3，p.136）。大他者只是为生命体提供一种表达主体的媒介。但它没为表达出主体提供一个检测标准，也没有提供一套终极能指来为 $ 完全命名。Ø上画的这条斜杠表示无论进行了多少次能指表达，总有些东西仍未说出。没有一个终极能指可以连接言语中的真正意指。而所谓"大他者的大他者"也无法为因这种分裂而实际表达出来的能指赋予一致性。[4]

1　'l'Autre barre'.

2　'Ce qui est maintenant de mon côté, cest ce qui me constitue comme inconscient, à savoir A, l'autre en tant que je ne l'atteins pas'.

3　'toute l'existence de l'Autre se suspend à une garantie qui manque, d'où l'Autre barré'.

4　1950 年代，拉康经常提及一个相反的观点：他认为对主体而言，大他者的大他者是存在的（例如 Lacan，1957-8，p.192）。

对象 *a*

S 分割 O 产生的第三个要素是对象 *a*，在图式中以 *a* 来表示。拉康（1962-3，p.189）对其这样描述："*a* 是主体出现在大他者地点的整体操作中不可化约的残余物……它准确代表着 S 中不可化约的实在部分。"[1] 实际上，在通过 O 来表达 S 的运转中，总有某些东西会持续抵抗。无论能指链条阐述得多么详尽，享乐主体的某些方面仍将无法得到表达。对象 *a* 指的是无法融入象征秩序的生物元素：它是血肉之躯的一部分，与能指保持惰性关系。拉康（1961-2，session27，June 1962）提出对象 *a*"在世界文本的本质是缺失"[2]。拉康将对象 *a* 描述为 O 和 S 之间除法的余数，这表明这种辩证关系才是解释对象 *a* 概念的重要起点。对象 *a* 指的是通过使用语言而产生的享乐，因此与象征界密切相关：如果没有试图通过 O 来表达 S，就不会产生 *a*。

尽管拉康一开始把对象 *a* 当作一个概念引入，但他还是极力强调它与临床相关。从神经症的欲望到精神病的迫害妄想等多种复杂现象都反映出主体相对于对象 *a* 的位置。在将对象 *a* 作为一种实践方法的过程中，拉康从弗洛伊德的观点出发，即认为力比多冲动出现在特定的爱欲源区（erogenous zones），并采纳梅兰妮·克莱因和唐纳德·温尼科特的部分对象理论，即认为对象关系不一定集中在人身上，也可以集中在母亲的乳房等身体部位上（Kirshner，2005；Lacan，1975；Vanier，2011）。拉康与弗洛伊德的观点一致，他认为对象 a 表现在冲动的特定辖域中，而这些辖域又与特定的爱欲源区有关。他认为可以在口腔、肛门、视界（scopic）和祈灵（invocative）的辖域中找到对象 a 的表现，但拉康并没有说他列出了全部清单

132

1　'Le *a* est ce qui reste d'irréductible dans l'opération totale d'avènement du sujet au lieu de l'Autre…il est justement ce qui représente le S dans son réel irréductible'.

2　'Petit *a*, c'est l'être en tant qu'il est essentiellement manquant au texte du monde'.

（Lacan，1960）。

为了理解对象 a 在这些冲动辖域的具体表现，我认为应当明确区分对象 a 和部分对象。依据拉康的观点，部分对象指的是除语言外，与爱欲源区有关的享乐对象。［个体］与部分对象的关系发生在身体层面，并伴随着以适当的身体对象刺激爱欲源区而获得满足的模式。具体来说，在口腔层面，口腔是爱欲源区，它所涉及的部分对象是乳头；在肛门层面，肛门是冲动出现的区域，相应的对象是粪便；在视界层面，眼睛是爱欲源区，相应的对象是形象；在祈灵层面，耳朵是爱欲源区，涉及的对象是声响（Dolar，2006；Lacan，1962-63，1963，1964；LySy，2008；Miller，2004a；Stasse，2008）。[1] 这些对象与主体并没有明确的区分，因而在力比多活跃的时刻，主体与对象引发的兴奋或享乐重合（Vinciguerra，2010）。因此，拉康提出原始主体是一个享乐的主体。

而对象 a 则是部分对象经过语言转化后的剩余。由于拉康认为主体在出生前就已经被语言所决定，孩子甚至可以成为父母受到压抑的能指（Lacan，1959，1969），［我们］由此可以认为，部分对象也只是一个假设性概念。语言始终调节着人类与对象世界的关系，这意味着我们与对象世界的关系从来不是纯粹的身体关系。语言的转换主要起到虚构化的作用。通过使用语言，我们无须与世界中的实在之物建立关系，而是与它在象征界中的表象建立关系。但是，这种虚构化并不彻底。人们通常认为他们与现实保持联系的方式在词语之外，而这就是对象 a 所表达的内容。人们以为在组成大他者的词语和形象之墙背后，可以找到一个让他们着迷的存在的维度。因此，拉康强调，与部分对象不同的是对象 a 不是一个实体对象，而是遮蔽实在界存在的各种碎片拼接（Santiago，2009）。

1　拉康（1962-3，1963）最初也把阳具描述为对象 a。但从第 11 研讨班开始，他不再这么认为（Lacan，1964）。

部分对象与特定的爱欲源区有关，而拉康同样认为对象*a*的表现与冲动的特定辖域有关。特别是在口腔、肛门、视界和祈灵的辖域中，都可以看到对象*a*的表现。拉康（1960，1962-3）指出，在祈灵辖域中，对象*a*的表现形式是声音；而在视界辖域中，它表现为目光（gaze）。然而，拉康在讨论对象*a*在肛门和口腔辖域时没有给出精确描述。在拉康派的文献中，经常有人认为乳头／乳房和粪便／排泄物分别是口腔和肛门的对象*a*。按我的理解，这些观点都是错误的，因为它们是享乐主体所涉及的部分对象。基于拉康早期的研究（Lacan，1957-8，1958-9）和 1960 年代的评论（Lacan，1960，1962-3，1964；Stasse，2008），我认为在口腔辖域中，可以在受吸引对虚无作出摄入的行为中找到对象*a*；而在肛门辖域中，排出空无是对象*a*的形式。我认为，部分对象与对象*a*的对照如表 6.1 所示。

表 6.1　部分对象与对象*a*的对照

冲动	部分对象	对象*a*
口腔	乳头	摄入空无
肛门	粪便	排出空无
视界	形象	目光
祈灵	声响	声音

有趣的是，在大他者分裂的数元中，拉康将对象*a*放置在大他者的领域。这表明神经症中的对象*a*被归于大他者。它说明神经症试图在大他者的话语之外，找到一点享乐或是存在的内核。拉康将这种存在的缺失联系于大他者的欲望（Miller，2004a）。其观点是，在 O 受到分割之前，主体是不可知的：S 没有以能指化的方式表达，因此是一个未知体。随着能指的表达，主体的状态也发生了变化：在 S 与 O 的辩证关系中，主体通过 Ø 来表达，并通过言语中的结扣

点回溯性地确定其身份问题。然而，在主体得到表达的同时，O 变得愈加晦涩难懂。从 O 那里使用的能指越多，就越清楚地表明大他者不过是一系列能指，它是存在的缺失的保证。这句话的基本观点是，虽然在意指过程中，大他者起到了能指宝库的作用，可以从中借用元素，但它无法"为其宝藏价值提供保证"（Lacan，1960，p.693）。在象征界中，没有任何能指子集可以为其他能指的充分性或真实性作出保证。因此，他提出没有大他者的大他者。

此外，拉康认为，遭遇大他者的缺失会引发焦虑。这样的遭遇无情地表明，主体中不可知的享乐并没有最终答案，从而动摇了对大他者最初的信任。为了克服这种动摇，神经症将大他者想要什么之谜联系于对象 a，从而形成对象 a 表达的是大他者欲望的信念（Hoornaert，2008；Lacan，1960，1962-3，1963）。在神经症中，对象 a 的作用是遮蔽大他者中谜一样的缺失，也是引起欲望的机制：它调节主体与大他者之间的关系。神经症通过将对象 a 归属为大他者，使主体的注意力可以离开令人困惑的剩余享乐。这种归属遵循一种外化的防御策略：将那些无法用象征界界定的享乐元素从主体中剥离出来，通过投射，成为大他者（以人际形象出现）的关注焦点。［之所以说］这种外化是一种防御，是因为它帮助神经症不必去面对自己身上运行的难以理解之谜。拉康（1962-3，1963）认为，这样可以减少焦虑体验，因为当主体察觉到谜一样的享乐元素时，就会引发焦虑。[1]

在这一观点中，对象 a 不仅在与大他者的关系中起到连接作用（因为它是解释大他者欲望的参照点），而且它作为（欲望的）原因在与能指主体的关系中发挥着作用：能指主体一旦感觉触及大他者中的对象维度时，欲望就会尤为强烈。对此，拉康说对象 a 占

1　因此，拉康认为焦虑中的"对象 a 消失了"（Dans l'angoisse, l'objet petit a choit）（Lacan，1963，p.78）。

据着所谓"剩余享乐"（plus-de-jouir）的位置（Lacan，1968-9）。
这意味着，神经症关注大他者中的对象 a 是为了恢复一些因使用语
言而丧失的享乐。[1]神经症的信念是通过关注大他者中的虚拟对象
（virtual object）而最终获得满足的体验。

　　拉康只在 1966 年出版的《著作集》中，为《论精神病任何可能
治疗的先决问题》这篇文章添加了一个脚注，以此来强调对象 a 对
神经症的组织作用，并表示它"支撑了现实领域"（Lacan，1959，
p.487）。由于神经症中的对象 a 是从身体中"提取"或"分离"出
来的，并被归属于 O，所以主体可以认为，大他者不是一个机械实
体或一股不可理解的黑暗力量，而是一个拥有欲望的存在，就像他
一样。"提取对象 a"的重要性不可低估（Lacan，1959，pp.487，
1961-2，session 30，May 1962；Miller，1979）。它的作用在于界定
大他者的缺失，并明确主体的位置："通过提取对象 a"，神经症的
现实得以形成（Lacan，1959，p.487）。[2]

　　在日常对话中，声音的维度扮演着重要的角色，这就是对象 a
在神经症中起作用的例子。一方面对话具有交流功能，这主要是基
于语言的使用：人们从既定的话语中取材，建立观点并交换信息。
另一方面言语的使用也反映出对话中情感的一面：除了内容，对话
还能使人疲惫或兴奋，对话题感兴趣或厌烦，这说明除了所述，能
述本身也影响对话的人。因此，能述揭示出言说者不是机械实体，
而是与他们所说话语内在相连的生命体。这种声音作为对象 a 表明，
生命体内在于言语之中。

1　在第 20 研讨班中，这种逻辑思路彻底发生了转变，因为拉康后来提出，语言使用本身就
是对享乐的见证。

2　同样，他还指出，基本幻想是神经症与大他者相处的无意识剧本，主要见证的是对象 a
的态度，而不是与 O 的直接关系（Lacan，1960），因此可以用以下数元形式来描述幻想：
$S \diamond a$。

诸父之名

拉康在完善大他者分裂的观点时，也对父亲的名义概念进行了细化，他降低了父亲能指的地位。在 1960 年代以前，拉康（1957-8，p.192）认为父亲的名义是起到"大他者的大他者"的作用，也就是说，为象征界的其他能指提供最终参照点；而到了 1960 年代，他提出相反的观点。他认为没有大他者的大他者，神经症和精神病中都缺少一个最终参照。因此，从那时起，他认为象征界是一个开放的系统，随时可以增添新元素，而不必追求内在一致性（Verhaeghe，2009）。

然而，摒弃大他者的大他者并不意味着拉康放弃了父亲的名义概念。他认为象征界中没有任何能指起到普遍支持的作用，从这一观点出发，他重新定义了父亲能指，认为它只是对大他者缺失局部或部分的解决方案。在这种观点中，父亲的名义并不是内在独特的能指，而是对它的使用特殊，这与他在早期作品中提出的观点不同。在 1950 年代，拉康提出的父亲的名义是一种超级能指：它是所有其他能指的基准，在象征界体现出法则的维度（Lacan，1959）。这条推论带来的问题在于它无法解释单个能指如何能够真正代表法则。从理论上讲，这种观点是站不住脚的。它违背了结构主义认为能指没有固有意义的观点，也违背了只有能指间的指涉才会产生意指的假设。拉康强调，父亲的名义并不是内在独特的能指，而是对它的使用特殊，从而解决了这个问题。他在 1960 年代提出的新观点是，如果一个能指是由主人形象在做出权威性主张时提出的，那么这个能指对主体而言就具有类似法则的地位："除了能述（enunciation）本身，没有任何所述（statement）能为权威性做担保。"（Lacan，1960，p.688）在这种观点中，父亲的名义没有被更高级的真理所笼罩。它的可信度纯粹是言语的语用学效果：只有当一个人相信父亲形象或主人形象时，他的规则和解释才能作为欲望法则的意义起作用。在这种观点中，并不存在所谓的父亲能指。事实上，从第 10 研讨班（Lacan，1962-3）最后一节，以及中断的父亲的名义的研讨班一节中，拉康（1963）对父亲功能的旧立场进行了修改。从那时起，他认为存在诸父之名（Lacan，1963）：父亲能指不是普遍性保证，而是作为理解世界基准点的部分象征性元素。[1]

这种复数形式的父亲的名义此后同样影响到以排除为特点的精神病研究。拉康 1950 年代的模式强调的是，由于肯定的缺位而导致缺少一个关键能指；而他在 1960 年代的思考则认为，在精神病中没有建立信任行动。从此之后，拉康不再假设神经症和精神病在象征界的物质构成方式上有所不同，而是认为二者对象征界的使用方式不同。二者最大的区别在于对作为保证的大他者是否建立信任。神经症的特点是相信（大他者），而精神病并不存在相信的问题（Lacan，1964）。精神病不以大他者的规则和解释作为解决实存问题的基准，而是以怀疑和疏远的态度为基本特征来看待大他者。

拉康强调对作为真理保证的大他者的信任状态，其重要后果是它意味着摆脱精神病的缺陷模型。无论拉康多么强调不应从内在缺陷的角度研究精神病，应该重视主体的维度，但他的排除概念仍然意味着与神经症相比，精神病缺少了一个能指。考虑到能指被认为是构建主体性的基石，所以这仍然表明精神病具有根本性的缺陷。他在 1960 年代的观点以不同的方式强调了神经症和精神病之间的差异，这种对大他者作为真理保证没有建立信任的做法，既有积极的一面，也有消极的一面。消极的一面是，排除对大他者的信任，意

137

1　父之名的复数形式也使拉康重新构思主体在无意识层面所面临的身份相关问题的地位。拉康在 1950 年代提出了父亲隐喻公式，认为可以借助父亲能指来充分回答主体的实存位置的问题，而在 1960 年代，他却提出了相反的观点。他指出，人的身份总是以无法被能指化的"实存性缺口"为特点的（Lacan，1963，p.75）。他引用克尔凯郭尔的话说，我们可以预见在象征界范围内，主体性的关键要素是无法命名的，主体在自己的身体和大他者那里都会遭遇享乐的维度（Lacan，1961-2，1962-3，1963）。

味着大他者不是神经症信任的那种安全避风港；而积极的一面是，它意味着精神病相对于依赖大他者而受到欺骗的风险较小（Miller，1993，2002a）。

重要的是，拉康在关注神经症和精神病中的信任状态的差异以及摆脱物质缺陷模型的同时，也开始对精神病比神经症更"严重"的观点提出疑问。二者只是不同的"主体结构"或运用不同逻辑理解世界的方式，仅此而已。这两种结构都可能是正常的，就像两种结构的主体都会遭受痛苦一样（Lacan，1961-2）："神经症，就像性倒错和精神病一样，都是正常结构的化身。"[1]（Lacan，1961-2，session 13，June 1962）

精神病中的享乐和对象 *a*

拉康在阐述大他者与享乐的辩证关系的理论时，也对精神病的对象 *a* 提出自己的见解。他的主要观点是，尽管在神经症中，现实是通过对象 *a* 与身体分离并将其置于大他者的领域中而形成的，但这种分离（提取）并未发生在精神病中（Lacan，1961-2，session 30，May 1962）。这也决定了主体性和现实的形成方式。神经症将大他者中的对象 *a* 作为理解欲望问题的基准；而精神病主体则相反，受困于对象的未分离。精神病中的对象 *a* 实际上不是一个为主体提供欲望动力的外在因素，而是主体必须处理的一个奇怪的内在因素。拉康用精神病主体"其（欲望的）原因就在自己的口袋里"来描述这一点（Lacan，1967），这意味着它面对的是一种来自内部的未经能指化的（non-signified）过度兴奋。这种过度兴奋威胁着主体在能指中的立足，并以此构成了形成主体的结构性成因。因此，无法提

138

---

1 'le névrosé, comme le pervers, comme le psychotique lui-même, ne sont que des faces de la structure normale'.

取对象a可以被认为是与排除有关的。然而，排除的概念表明，作为支撑主体实存作用的父亲的名义并未发挥作用，而未提取对象a的概念则表明，存在本身也是一个问题。在生活层面上，有过精神病体验的人通常会感到他们对生活的感受发生了变化。他们体验到一种难以命名的奇怪力量控制着主体。

根据拉康（1962-3）大他者分裂的数元，我们可以认为，由于排除的缘故，在精神病和神经症中对享乐主体的转化有不同的结果：精神病中的无意识（O）位于大他者的领域，而对象a位于主体内部。请注意，对照拉康1950年代的著作，精神病中的无意识是外在的这一观点并不新鲜：这也是他在后期作品中一直坚持的观点。例如在第12研讨班中，拉康强调，尽管神经症知道无意识产物（例如梦境）与他头脑中的思绪有关，但精神病知道这些无意识产物证明了外部的混入（1964-5，session 7，April 1965）。

在讨论精神病中未提取对象a时，拉康区分了两种精神病模式：偏执狂（paranoia）和精神分裂（schizophrenia）。我们并不能认为这两种模式是具有独特和重叠症状的精神病亚型，它们是两种临床结构，代表着两种与未提取对象a的关系方式，也意味着大他者和享乐两种范畴相对于主体的不同位置。例如，施瑞伯个案同时显示出偏执狂和精神分裂的元素，而爱梅个案则明显是偏执狂结构。

偏执狂

拉康关于偏执狂的基本论点是，主体认同于大他者享乐的对象：偏执狂毫无理由地认为"知道"另一个人或者更抽象地说是某股力量正在"针对他"。这种"偏执狂式的知识"不是基于学习，而是来自神的启示（Lacan，1966b，p.215）：偏执狂虽然有时会对自己身上发生的事情感到困惑，但他发现有明显迹象表明大他者受到一个恶意计划的驱使，而自己则是这个计划的受害者。象征界受到一股疯狂力量的侵袭，而主体只是这股力量的对象，它并不能作为可以表达主体身份的保证。

拉康 1960 年代的观点与 1950 年代的一致，他坚持认为这种偏执狂逻辑会在与排除相关的问题上凸显出来：一旦个人身份问题揭示出父亲的名义的缺位，就会引发偏执狂思维。这通常发生在面对生活事件时。此外，拉康也为其思想添加了一个新元素——他提出偏执狂中包含着"认同大他者位置的享乐本身"[1]（Lacan，1966b，p.215）。这种以享乐标记大他者的观点强调了大他者的行为中混杂了大量力比多能量。偏执狂的入侵体验之所以是震惊和困惑的，不仅是因为它们违背了传统的世界观，更重要的是证明大他者受到淫秽疯狂的快乐驱使。

从未分离出对象的角度，我们可以说，在典型的偏执狂中，主体发现自己处于把对象 *a* 放在自己的口袋里的位置。对象 *a* 并不像在神经症中那样被体验为一种虚拟元素，而是一种切实可感的现实，它证明了大他者窃取个人生活的意图。偏执狂将对象 *a* 视为一种具体现实，是追求享乐的大他者错误地利用他们的最终证据。神经症中的对象 *a* 是假定存在于大他者中并令主体着迷的元素；而在偏执狂中，来自大他者的享乐则被体验为指向自身真实存在的元素：大他者在追寻个体存在的本质，这就是所有侵入都具有毁灭性影响的原因。事实上，偏执狂中的目光、声音、礼物和围绕着无的摄取行为，都可以明显扰乱个体的世界体验。视界和祈灵领域的对象 *a* 在临床的常见表现包括，感觉到自己的思想被看穿的目光（Žižek，1993），或是一种侵入性带有享乐性评价的命令声音。在肛门领域中，礼物通常被体验为一种来自外部的操作，它将一些东西放入身体或头脑中。在口腔领域中，对象 *a* 通常被体验为夺走连接个人生命的

1　'identifiant la jouissance dans ce lieu de l'Autre comme tel'.

重要元素。例如，在施瑞伯的案例中，"灵魂谋杀"凸显的是口腔维度：上帝夺走了施瑞伯一部分生命感，使他如活死人般生活在一个崩溃的世界里。

在施瑞伯的案例中，对大他者领域中享乐的认同，可以更广泛地体现在一种恐惧信念中，即弗莱希格和上帝会以各种可能的方式虐待他、抛弃他、任他腐烂。拉康（1966b，p.214）在总结这一观点时指出，"上帝或大他者利用/享受他（施瑞伯）被动的存在"[1]，并指出他陷入"羞辱性色情狂"的关系中（Lacan，1966b，p.217）。起初，这种被动的位置使施瑞伯深感绝望。只有在后来设想可能会与上帝和解，他才能远离大他者享乐对象的痛苦位置。

在爱梅的案例中，也可以找到类似的逻辑（Lacan，1966b，p.215）。驱使爱梅行动的是她坚信于盖特·迪弗洛和其他一些巴黎名流侵入她的生活，意图伤害她和儿子。这些名人体现出一种诡异的享乐，而爱梅和她的儿子则是这种享乐被动的受害者：这些名人窥视她的生活，在他们的作品中影射她，最令人不安的是，他们意图带走她的孩子。爱梅没有像施瑞伯一样，通过发展一种妄想隐喻来应对作为大他者对象的处境，而是积极地采取行动，以攻击的形式阻止享乐的入侵。

这种观点中的偏执狂，其关键不在于发展出一个妄想，而是如德·克莱朗博（1942）所指出的，也是拉康（1966c）在对德·克莱朗博的致敬中所强调的那样，它是一种特定类型的基元现象。偏执狂结构的关键在于主体位置是受享乐驱使的大他者的无辜受害者。这种位置不是基于相信，而是基于解释：在偏执狂的生活中，对象 a 的显现反复"证明"象征界受到一股疯狂和令人疯狂的力量的驱动，而对象 a 是这股力量的有形对象。

---

1 'Dieu ou l'Autre jouisse de son être passivé'.

精神分裂

精神分裂中的情况则不同。与偏执狂把对象 a 的体验解释为大他者在注视主体的迹象相比，精神分裂的对象 a 与大他者之间没有建立任何联系。因此，从对象 a 中散发出的享乐被体验为一种无意义的毁灭力量，而作为象征秩序载体的大他者，其影响为零。

精神分裂中的享乐不是来自外部而是一种来自内部压垮主体的毁灭性力量。对象维度的无意义表现侵入了现实，破坏了主体一致性的想象性体验。作为一个人并拥有与外界有明确界限的统一连贯的身体感觉逐渐消失，剩下的只是一种毫无防备的混乱局面。"与任何主体都无关"[1]（Lacan，1966b，p. 214）的对象 a 的残酷表现压垮了精神分裂，只留下一种根本性的绝望感。拉康（1961-2，session 2，May 1962）提出，精神分裂的"欲望恰恰是疯狂的"[2]，它不像神经症的欲望是由外部对象 a 的锚定而组织起来的，也与偏执狂不同，没有大他者对其生活所经历的重大变化负责。最明显的是无意义的冲动表现与能指主体毫无瓜葛。

施瑞伯的"神迹吼叫"很好地证明了对象 a 的残酷表现带来了令人绝望的影响（Lacan，1966b）。他在《回忆录》中清楚地表明，他口中发出无意义的吼叫声令他感到困惑。这些吼叫声是他身体传递的"神迹"显现，而非出于他的本意，他感觉不到这和他有什么关系。事实上，从他口中发出吼叫的那一刻，施瑞伯就不再是所指主体，而只是一个声音显现的场景。神迹吼叫表明，作为对象 a 的声音对施瑞伯来说并不是一个模糊的假相（semblance）[3]，而是一种无法承受的内在力量，它让施瑞伯面对一种无法控制的享乐。

在施瑞伯所见证的其他神迹现象中，涉及身体特殊器官的解体特别有趣。我认为，这些身体解体反映的是口腔对象 a 如何破坏所

1　'n' a plus avec aucun sujet rien à faire'.

2　'les désirs sont à proprement parler fous'.

3　拉康在 1973 年的第 20 研讨班上提出，对象 a 是一种"存在的假相"。——译者注

有体验的一致性。例如，施瑞伯（1903，pp.144-5）指出，在他患病之初，一条肺线虫吞噬了他的肺叶，他的腹部在腐烂，并且有段时间他的胃直接消失了。让施瑞伯极为恐慌的是这些现象表明他的身体出现了空洞。在前一阶段还是施瑞伯身体一部分的器官突然被吞噬并消失殆尽。与偏执狂的情况相反，他没有把这些充满享乐的活动归为一个难以承受的大他者，而仅认为是一股不明的力量在摧毁他的身体。

拉康在讨论精神分裂中的大他者时，其核心观点是大他者作为象征秩序载体的影响为零。出于某种原因，语言无法对现实和身体产生任何影响，也未能发挥它通常的组织作用（Lacan，1972b）。在其他主体结构中，如偏执狂或神经症，能指具有组织价值，为身体经验的形成提供一个有序的框架："身体首先是要完全服从于语言的。"[1]（Lacan，1972b，p.22）语言能够使一个人将不同部分组成的身体经验构成一个整体系统。精神分裂中缺乏这种组织效应，因为对精神分裂来说，语言系统本身是"疯狂"[2]和无组织的（Lacan，1972b，p.22）。

语言支持的缺失会影响社会关系的形成方式，或者更确切地说，不能形成社会关系：语言既不能提供驯服冲动的方法，也不能为建立持续的社会关系提供一致性的接口。这会导致社交上出现隔离和孤独。拉康（1973，p.474）强调了这一点，他说，"所谓的精神分裂指的是得不到任何常规话语的支持"[3]：精神分裂中的文化表象不足以为在与他人的关系中连接个人身份提供基础，也没有提供一致性。拉康指出，精神分裂主体所持的基本态度是"对每一种社会关系根源"的反讽（Lacan，1966d，p.209），这是因为他们不相信在象征界中可以找到支撑主体表达的可能性。神经症更愿意通过关注

142

1　'le langage est le premier à quoi le corps se trouve absolument subordonné'.

2　'affolé'.

3　'le dit schizophréne se specife d'êtrepris sans le secours d'aucun discours établi'.

法则维度来忽略大他者的不一致性；而精神分裂则相反，他们只看到不一致性，无法在常规话语中找到支持（Miller，1993，2004b）。

《劳儿之劫》

拉康在1960年代讨论精神病时提到了小说人物劳拉·瓦莱里·施泰因，又称劳儿（Lol），她是玛格丽特·杜拉斯（Duras，1964）的小说《劳儿之劫》中的主角。拉康在第12研讨班（Lacan，1964-5，session 24 June）上对这部小说进行了讨论，并为它写了一篇向杜拉斯的天才致敬的文章："玛格丽特·杜拉斯向我们证明，即使不知道我的理论，也能懂得我教学的内容。"[1]（Lacan，1965，p.193；Hoens，2005）杜拉斯生动地描述了对象 a 在社会交往中的作用。她向我们展示了一个没有提取出对象 a 的人，如劳拉·瓦莱里·施泰因，该如何应对他人的欲望，以及最后她因与欲望相关的特殊事件而发疯。这个讨论的有趣之处在于，它为精神病稳定的可能性提供了新的启示。拉康在他的早期著作中指出，对传统的认同和建立妄想隐喻可能会产生稳定性。而对劳拉·瓦莱里·施泰因的讨论则增加了一个新观点，即通过在社会关系中建立一种非主体[2]（a-subjective）的位置，也可以获得稳定。

143

《劳儿之劫》可以被简要地概述为，从雅克·霍德（Jacques Hold）的视角讲述劳拉·瓦莱里·施泰因的故事。雅克·霍德爱慕劳儿，在小说的尾声，两人发生了关系，却不幸地引发了劳儿的精神混乱，出现了偏执的想法和人格解体的体验。在书中，雅克·霍德以类似记者调查的口吻，详细叙述了最终导致劳儿崩溃的事件，

1　'Marguerite Duras s'avere savoir sans moi ce que j'enseigne'.

2　我们不难从 a-subjective 一词的构词法中看出未被提取出的（对象）a，通过一个短短的连字符，a 并未与主体分离，而连上 a 的主体本身表达的是"不主体"或"非主体"的意思。结合劳儿与欲望的特殊关系，a-subjective position 在这里应该被理解为"非欲望主体"的位置。——译者注

并反思她在发病前的心理状态和关系功能。在此背景下，该书讨论了劳儿与朋友塔佳娜·卡尔（Tatiana Karl）的联盟，回顾了一段戛然而止的恋情，描述了与她母亲的关系和她婚姻的细节，并思考了劳儿对雅克·霍德与塔佳娜·卡尔之间恋情的态度。

拉康在研究这部小说时，将书中的最后阶段——"劳儿开始发疯"[1]（Lacan，1965，p.195）作为核心议题，他想知道最初是什么保护她免受疯癫的侵蚀。他得出的结论是"三人情境"使劳拉·瓦莱里·施泰因在书中的早期阶段获得了保护[2]（Lacan，1965，p.195）。在三人情境中，因为涉及另外两人，她作为第三人不需要在欲望关系中发挥积极作用，这有助于她维系现实。相比之下，在二人情境中她则要独自面对欲望大他者，残酷地面对拉康（1965，p.195）所称的"她的空虚"[3]，这让她彻底失去稳定。在致敬杜拉斯的文章中，拉康（1965）没有讨论空虚的话题，而在他的研讨班（Lacan，1964-5）中，他则对此做了详细讨论。他认为劳儿的存在没有得到充分的命名。她的存在并未超出所指的实存，因此无法完全参与到象征性关系中。因此，劳儿是一个非主体性角色，她仍然是局外人，无法进入其他角色所涉及的欲望环路。这种缺少象征性锚定的情况，体现在劳儿对语言的使用上，她似乎经常找不到表达自己身份的词语，也体现在她与他人心不在焉的交流中。拉康（1965，p.191）称她为"一个受伤的人，置身于事外"[4]。当别人与她交谈时，劳儿却着迷于（ravished）场景，漂浮在人际交往的表面。

举例来说，这种非主体的位置很早就出现在小说里，出现在劳拉·瓦莱里·施泰因年轻时的经历中。在一次舞会上，她与未婚夫麦克·理查逊（Michael Richardson）看似顺利的婚约突然结束：一

1　'Lol devient follè'.
2　'êtrea trois'.
3　'son vide'.
4　'figure de blessée, exilée des choses'.

位名叫安妮－玛丽·斯特雷特（Anne-Marie Stretter）的漂亮女人突然出现在现场，麦克·理查逊立刻就爱上了她。他开始和安妮－玛丽·斯特雷特跳舞，突然对劳儿失去了兴趣。劳儿对这一事件的反应是非主体性的，因为她并没有处在欲望个体的位置上：她被这个场景迷住了——没有震惊，没有嫉妒，也没有因为终于摆脱他而高兴，这些都是我们在神经症中能预期的反应。劳儿只是远远地盯着这一对男女看。相比之下，劳儿的母亲则表现出一种主体性反应，她在舞会快结束时赶到。当她看到女儿的遭遇时感到非常愤怒。某个瞬间，她把手放在了劳儿身上。劳儿则无法忍受这种身体上的触碰，导致行动宣泄[1]（passes to the act），将母亲推倒。这破坏了劳儿的着迷状态，她也崩溃了。

拉康在对舞会事件的讨论中，并没有强调劳儿未能表明实存的失败，而是指出劳儿通过占据一个非主体的位置，完全沉浸在对这对舞伴的着迷中，以此来应对未婚夫和安妮－玛丽·斯特雷特二人所展开的欲望关系。劳儿仅仅作为观察者，让自己与这对欲望情侣的关系处于非主体观察者的位置，并获得了一种存在感："在杜拉斯的小说中，这种（劳儿的）存在从来没有真正地被具体化、人格化或是现实化，因为她只是以一种核心对象的形式，一种作为目光的对象 a 的形式存在，而这种目光是散乱的，是我们会反复看到的目光对象。"[2]（Lacan，1964-5，session 24 June）事实上，劳儿作为

1　行动宣泄是来自法国临床精神病学的词汇，指的是带有暴力或犯罪性质的冲动性行动，这些行动有时是急性精神病性事件的发作。拉康在第 3 研讨班上对行动搬演（acting out）和行动宣泄作出区分：二者虽然都是对抗焦虑的手段，但行动搬演是发给大他者的一则象征信息，而行动宣泄则是从大他者遁入实在界维度的一次逃逸，它虽然并不隐含一种潜在的精神病，但确实会引起主体的消解，主体瞬间变成了一个纯粹的对象（参见迪伦·埃文斯，《拉康精神分析介绍性辞典》，李新雨译，重庆：西南大学出版社，第 267-268 页）。——译者注

2　'cet être n'est vraiment spécifié, incarné, présentifié dans son roman que dans la mesure où elle existe sous la forme de cet objet noyau, cet objet a de ce quelque chose qui existe comme un regard, mais qui est un regard, un regard écarté, un regard-objet, un regard que nous voyons à plusieurs reprises'.

观察者的非主体位置具有功能性：它帮助她处理社交情境，避免在凶残的大他者面前处于对象*a*的位置。通过观察他人，明确将自己定位为"排除在外的第三人"（Lacan，1965，p.196），劳儿避免自己成为被动的目光对象。与此相反，劳儿的母亲以其愤怒的反应，破坏了劳儿与这对欲望情侣的非主体位置，并造成了一种二元局面。母亲出于对女儿的关心，主动向劳儿表示希望舞会上的那一幕没有发生，身体触摸到劳儿。劳儿无法应对这种直接诉求，这会要求她的主体表现，于是她攻击了母亲。

劳儿主动安排的另一个三元关系是她与故事的叙述者雅克·霍德以及"她在学校期间最好的朋友"塔佳娜·卡尔的关系（Duras，1964，p.1）。雅克·霍德喜欢劳拉·瓦莱里·施泰因，但与塔佳娜有染。劳儿支持他们的恋情，并把自己放在观察者的位置上，观看两人的性爱场景。拉康认为，这种［三元］情境会使劳儿对主体性产生兴趣，并指出"在那里又打了一个结"[1]（Lacan，1965，p.192）。占据观察者这个非主体性位置的确让劳儿从她毫无生气的婚姻中复苏。然而，这种三元关系并没有持续下去，最终演变成雅克·霍德爱上劳儿的二元关系。他引诱她，两人打算发生关系，然而在霍德脱掉劳儿衣服的那一刻，她无疑是疯了。她突然觉得大楼里有警察，楼梯上有人被殴打，并同时开始自称为塔佳娜·卡尔和劳儿·施泰因。直接面对霍德的欲望是她无法应对的情况。

值得注意的是，这些三元关系区分出与享乐相关的三个位置，每次分配给不同的人。这三个位置分别是，欲望的主体、欲望对象的形象和仅作为观察者的排除在外的第三人。在所描述的三元关系中，麦克·理查逊和雅克·霍德是欲望的主体，而安妮–玛丽·斯特雷特和塔佳娜·卡尔则是欲望的对象。对这些女性的描述，不是从心理学的角度，而是从她们的形象和外表的角度：她们的身体外

145

---

1 'un nœud qui se refait là'.

形尤为重要。在每一段三元关系中，劳儿都占据着观察者的位置，观察男人如何受女人的身体的影响兴奋起来。因此，拉康（1965，p.195）说劳儿"不是看的那个人"，也不是"偷窥狂"，[1]这意味着观察这对情侣的画面并没有影响她成为［欲望］主体，朋友发生性关系的"知觉物"（perceptum）并没有影响到作为"知觉者"（percipiens）的劳儿。相反，拉康（1965，p.195）认为，"发生的事情实现了她"。我的理解是，这意味着劳儿通过观察行为本身获得了一致性。

这些三元关系的特点是把性欲维持在可以承受的程度。体现在劳儿身上的例子是，雅克·霍德勾引塔佳娜·卡尔，并把她带到一家旅馆，而劳儿则等在外面观看雅克·霍德如何脱掉她的衣服。这一场景并没有引起劳儿的主体性反应。她只是在看一个男人是如何为另一个女人的身体着迷的。劳儿通过将自己的身体排除在充满性欲的情境之外，似乎为自己找到了一个安全的位置。观察到的性诱惑与她自己身体的形象无关。似乎避免与受到女性身体吸引的男人发生身体接触，会让劳儿感到自在并保持身份感。显然，禁欲确保她不会被"享乐"淹没：作为观察者的非主体位置保护了她，使她不会成为大他者"享乐"的对象。与此同时，她作为目光的位置，似乎为她提供了剩余"享乐"和可承受的性兴奋。劳儿通过非主体位置，限定了自己的存在，并创造出一致性体验。

146　　小说结尾处劳儿发疯的场景则与这些三元关系不同，因为劳儿既占据观察者的位置，也处在欲望对象的位置。而在三元关系中，这两个位置是分开的，但在雅克·霍德脱下劳儿衣服的那一刻，这两个位置重合了。虽然劳儿一开始并没有提出反对，但与霍德的身体接触最终变得难以承受。从霍德欲望的位置所散发出的性兴奋破坏了劳儿的一致性，使她对现实失控。随之而来的是一种偏执狂的

1　'n'est pas le voyeur'.

位置，劳儿成为享乐的对象，这种享乐让劳儿难以承受，而与雅克·霍德这个人无关。

尽管神经症也可以占据观察者的位置，但神经症的反应明显不同于劳儿作为排除在外的第三人的位置，因为神经症总是会反映出欲望主体的位置。例如，在诊断为癔症的年轻女性朵拉（Dora）的个案研究中，弗洛伊德（1905）就将她描述为其父与情妇有染的主动观察者。她监视着父亲的情妇，不仅关心是什么让一个女人在与男人的关系中变得有女人味和值得被欲望，而且想弄明白作为女人该有怎样的表现（Verhaeghe，1999）。这与劳儿的非主体位置截然不同。

拉康对这部小说的讨论带来的新观点是，它从正面的视角见证了精神病中的对象a。虽然这个故事没有一个圆满的结局，但它表明，劳拉·瓦莱里·施泰因作为观察者的位置并不一定会将她排除在社会关系之外。只要不过分靠近他人的欲望，并能保持禁欲的位置，她就不会成为未建立大他者信任的牺牲品，而大他者是使欲望产生意义的参照点。劳儿的禁欲态度是一种升华应对机制，通过这种机制她将来自他人欲望的压力拒之门外，避免自己成为残酷的大他者享乐的对象。唯一的问题是她并没有坚持这种禁欲态度，尽管这种态度很适合她。

结　语

我们可以把拉康在1960年代作品中的转变总结为两大方面。一方面，重新定义父亲的名义，使排除的概念不再涉及物质性的缺少一个能指，而是涉及没有建立起以大他者为担保的信念；另一方面，引入对象a和享乐的概念，用以描述无法通过能指命名的存在维度。拉康强调，在精神病中，对象a代表的享乐在日常生活中清晰地表

147

现为一种难以承受的力量。他认为神经症主体的痛苦在于个人享乐不足，而精神病却因遭遇一种无法承受的陌生享乐而痛苦。神经症中的对象 *a* 是外在的，归属于大他者；而精神病并没有从主体身上提取出对象 *a*。至此，无意识的不同状态（神经症将无意识体验为内在，而精神病则将无意识体验为外在）以及对象 *a*，成为区分两种结构的主要标准。

有趣的是，拉康对未提取出对象 *a* 的思考让他从精神病宽泛的范围里区分出不同的临床结构。偏执狂和精神分裂由此被描述为两种未提取出对象 *a* 的模式。不过，正如许多拉康派学者所指出的那样，这两种临床结构之间还可以有更多的区分。[1]然而，正如劳拉·瓦莱里·施泰因的例子所表明的那样，未提取出对象的维度并不一定意味着精神病是病理性的。在精神病的结构中，正常状态或心理稳定与神经症一样是可以实现的。

我认为，拉康关注的对象 *a* 以及他从信念行动（act of faith）的角度重新定义父亲的名义，最有趣的地方是它让我们摆脱了精神病的缺陷模式。拉康早期的排除理论意味着精神病在父亲的名义的层面上是失败的，而神经症却是成功的。相比之下，是否提取出对象 *a* 以及是否建立大他者作为担保的信念，注重的是多样性而非失败：提取／建立信念和未提取／没有建立信念仅仅是对象和主体的两种位置。重要的是，在对杜拉斯关于劳拉·瓦莱里·施泰因故事的讨论中，拉康甚至对精神病中的非主体维度持积极的态度：它表明，在对身体作出限制的情况下，如劳儿的禁欲，个体不会被未提取出的对象 *a* 欺骗。在不过分美化精神病的前提下，我们甚至可以说，未提取出对象也有好处，因为只要劳儿能坚持三元关系，她就能避免她的同伴似乎深受其苦的欲望问题。根据列维－斯特劳斯（1962）的著作《野

1　在米勒（Miller，1993）和索莱尔（Soler，2008）的作品中可以找到其他形式的对象 *a* 在精神病中的表现。

性的思维》（*La Pensée Sauvage*）和米勒（2004b）的著作《精神病的 148
发明》（*L' Invention Psychotique*），我们可以说劳儿创造的三元关系
证明了她在社会领域中找到了个人解决方案：通过将自己移出负载
欲望的情境，她发明了一种独特的对待他人的方式。劳儿的解决方
式的独特之处在于它不是基于她已获得的观念。她在社交中该如何
定位自己的固定观念根本行不通，甚至会产生适得其反的效果。只
有在生活的私密情境中建立自己的三元逻辑，劳拉·瓦莱里·施泰
因才能找到适合自己的生活方式（modus vivendi）。

第 4 部分

—————

第四时期：纽结时期

7

纽结与链环逻辑中的精神病

连接逻辑

我们可以从第 19 研讨班（1971—1972）和第 20 研讨班（1972—1973）中看到拉康在概念化实在界、象征界和想象界的关系中发生了显著变化。在拉康的早期作品中，三界的关系主要是辩证逻辑，而到了 1970 年代，拉康开始用三元性或三维度逻辑来讨论三界关系，并力图概念化实在界、象征界和想象界之间的相互连接。

在拉康早期使用的辩证法中，总有两个辖域是彼此对立的，而他主要用象征界来思考人类的功能。拉康在 1950 年代主要关注的是想象界与象征界之间的关系，他认为不应将心理表象的实际意义和内容作为关注的焦点，而应该关注能指间的相互影响以及根据能指法则来构建现实的方式。受到对父亲的名义排除机制的影响，精神病被理解为缺少了体现这项法则的关键能指。由于排除机制的作用，阳具意义无法在想象界和象征界之间的辩证对立中产生，因此无意识层面有关身份和个人实存的问题没有引起主体在欲望层面的表达。相反，这些问题只能从外部通过幻觉和基元现象压垮主体。

尽管在 1960 年代，实在界与象征界的辩证关系开始占据拉康理论的显著位置，但他仍然优先从象征界出发，他的兴趣是关注言语如何转化肉体享乐，以及对象 a 如何在实在界与象征界的辩证关系中形成。对象 a 既代表了语言对冲动的影响，也暴露出对它的无能。拉康在这一时期对精神病的研究仍然是从排除一个能指的角度，但他不再认为父亲的名义是一个内在独特的能指，而是把它作为一个用法独特的能指概念。在精神病中，对象 a 既没有与主体分离，也没有融入自我或主体中：现实中出现的对象 a 仅仅是一个怪异的元素。

在 1970 年代，这种辩证看待实在界、象征界和想象界之间关系的观点被一种关注三界之间的相互交融和连接的方法所取代。这种变化基于拉康对语言功能的看法发生了改变。在 1970 年代之前，拉康一直受黑格尔"词是对物的谋杀"观点的影响（Lacan，1956c；Miller，2002a），认为能指通过将享乐引入象征界而为其带来结构。正是这一点，让他将二者结合在一起给出了"能指的享乐"的定义（Miller，2007c，p.72）。拉康用它来说明言语中享乐的关键概念是 lalangue 和 parlêtre。这两个法语新词通常不作翻译，但我们可以分别将它们译为"呀呀儿语"（Lacan，1972-3）或"母语"（thetongue）和"言在"（speakingbeing）。拉康用这些概念来强调语言中的力比多层面。在1970 年代之前的作品中，拉康认为能指是一种代表主体和世界的差异性元素。他后来补充说，能指除含有意义之外，它们还携带着冲动。说话（即使没有什么可说），或者沉默（即使有话该说），都包含一种无法用结构主义理论来解释的享乐。因此，拉康转而构建出一种新的模式，用来探究一种与言语传递的信息无关、仅与能述行动（act of enunciation）本身相关的冲动满足方式。结合言语的这两个方面，拉康在第 20 研讨班（1972—1973）上提出每个能指都带有结构和冲动：一方面，能指仅仅"与另一个能指之间存在差异"；另一方面，它又是享乐的符号（Lacan，1972-3，p.142），指涉言说者存在的符号。

拉康提出"呀呀儿语"或"母语"的概念表明，语言除了其固有结构，还具有未能指化（non-signified）或是个人化的特质。这在言语的音素（phonetic）和模仿语（echoalic）方面得到了体现（Lacan，1971-2，session 9 February 1972，1972-3，pp.101，138-9）。这些特质证明了语言使用中内在的享乐，与词汇、意指或语法无关。当一个人开口说话时，能指就充当了享乐的载体，而此前享乐只运作在主体的肉体层面。换句话说，虽然享乐无法通过语言得到充分的表达，但它在能述过程本身中得到了表达。能述让享乐与能指连接在一起。对这一观点或许还有其他解释，但在我看来，这主要意味着不应将词语视为中性的逻辑符号，而应当看作具有身体投资的元素。我们使用的词语不仅是信息传递的载体，还体现出一种我们作为言说者并不能完全理解的享乐或情感价值。能指性表达从身体中排出享乐，并将享乐与能指连接在一起，这就是为什么词语在调节身体兴奋方面起着重要作用。因此，拉康（1972-3，p.139）认为呀呀儿语是我们情感体验的基础，它提供了一种基本的存在感（Lacan，1971-2，session 8 March 1972）。为了强调能指性表达的作用，他甚至认为呀呀儿语就像器官一样重要，没有它，人的生命就可能不存在。值得注意的是，在这个层面上，拉康关于语言使用中内在的享乐理论与当代关于具身语言的著作有一定的相似之处（Vivona，2009），这意味着需要对这两种观点进行细致的对比。

根据拉康（1969-70，p.56）对口腔、肛门、视界和祈灵对象 a 的区分，我认为应当将呀呀儿语中所涉及的享乐形式描述为声音。呀呀儿语中凸显的是发声，它是冲动在个体身上显示的证明。这种冲动表现在信息层面没有明确的交流价值，但这并不意味着呀呀儿语毫无交流效果。呀呀儿语见证了主体如何通过能指链遇到交流的障碍。它指的是附着在能指上而又无法转化为所指的享乐。

拉康（1976d）认为，每个人身上的享乐并不是均匀分布在能指链上的。某些能指带有享乐，它们构成一种私人语言体系（private idiom），这种私人语言体系呈现为无意识的产物："无意识实际上是存在通过言说而获得享乐。"（Lacan，1972-3，pp.104-5）梦境、口误、诙谐、症状和基元现象传递出的这些能指，反复出现在言语中，显然对个人具有特殊的意义。这些能指构成了一系列毫无意义的重复元素，而这些重复元素不断呈现出享乐。因此，拉康（1976d）将人类称为"言在"，因为其表达着自己的呀呀儿语。

与拉康之前的作品相比，这些把语言视为呀呀儿语和把人类视为言在的思想反映出一个重要转变。虽然拉康此前认为语言是构建身份的工具，帮助主体成长为成熟的个体，但他后来的观点则少了几分浪漫，他强调除了交流价值，能指本身还支配着言说者。我们不能只是从主体构成的角度来理解能指，还应当视其为一种无意义重复的见证，应当从特异性层面研究其确切的本质。在这个意义上，精神分析对呀呀儿语的研究不同于经典语言学对语言的研究。语言学研究语言的普遍性和特殊性。相比之下，精神分析思考的是无意识，因此研究的是特异性。从这个意义上说，每个人的言语都反映了与语言的高度个人化关系，无意识产物正是这种关系的表现。

呀呀儿语和言在这两个概念的有趣之处在于，它们从根本上表现出象征界与实在界交织在一起。象征界与实在界不再被视为彼此的对立面，而是紧密地联系在一起的。此外，两个辖域连在一起是不分层级高低的。与拉康早期阶段的作品相反，在1970年代，象征界不再被赋予特殊的组织性质。是三个辖域的实际连接或相互作用组织起主体性，而不是其中任何一个特定辖域。这意味着拉康在其理论的晚期阶段实际上废黜了象征界的特权（Voruz and Wolf，2007）。

走向纽结和链环的数学形式化

拉康从第 20 研讨班 [1]（1972—1973）开始使用纽结理论来描述实在界、象征界和想象界三界的连接关系，纽结理论是拓扑学的一个分支，研究的是绳结的空间组合方式（Adams，2002）。1970 年代初，拉康在与蒂埃里·苏里（Thierry Soury）和米歇尔·托梅（Michel Thomé）等法国年轻数学家的交往中了解到纽结理论（Roudinesco，1994）。在关于圣状的第 23 研讨班（1975—1976）中，他从数学的角度详细介绍了纽结理论及其与精神分析理论的相关性。他使用纽结理论为三界非层级化的连接找到了方法。这种方法构成了一个新框架，其中包含公理和规则，可以用来阐明实在界（R）、象征界（S）和想象界（I）之间的关系。

拉康的学生和同时代的人一样，对他选择纽结理论感到惊讶（Roudinesco，1994）：在他之前没有人使用过拓扑学的这一分支来帮助人们思考人类的主体性结构。然而，当我们审视拉康作品的轨迹时，就会很容易理解这种发展的意义。早在他对拓扑学理论感兴趣之前，代数和投影几何等一般数学理论就是他一直在使用的参考框架。从他的数元概念出发，拉康认为数学的严谨性保证了一种常规语言无法达到的科学精确性，因此他经常使用数学术语试图更为精确地定义基本的精神分析概念。他后来对纽结理论产生兴趣，很大程度是因为代数在他的作品中的作用已达极限（Lacan，1975-6，p.42）。在他看来，纽结理论使我们可以描述和"书写"那些在没有形式符号支持的情况下就无法理解的逻辑关系。这为他提供了"一种数学形式的模型"（Lacan，1972-3，p.130），使我们能够以三种维度的方式思考主体性（Lacan，1975-6，pp.28，62）。此外，纽结理论为这些精神分析概念

1　拉康从第 15 研讨班（1967—1968）开始支持用三元概念来描述 R、S、I 的关系。例如，在 1967 年 12 月 6 日的研讨班上，他用三角形来描述三界之间的关系。直到第 20 研讨班（1972—1973），拉康才开始用纽结理论来概念化这种三元关系。

提供了一种几何学方法，使我们可以绕过想象界。在拉康看来，人们很容易受到想象界的异化，通过构建一个心理形象进行思考，这是一种二维思考。这种想象性思考的问题在于，它倾向于用单一结论来框定复杂的问题，这终究是一种还原论。相比之下，使用纽结理论就像一道抵御想象界的屏障，帮助我们思考 R、S、I 之间的复杂关系。它为我们提供了"一种我们可以说想象界无法靠近的几何学"[1]（Lacan，1975-6，p.31）。此外，拉康明确地将纽结理论视为一种形式语言，在我看来，这使他坚持认为纽结并不只是一种隐喻。拉康使用这种形式语言是为了说明 R、S、I 三界在空间上的连接。在这一点上，他从未有过从纽结中推导出数值解释的野心，而只是将其作为一种形式逻辑，使他对三界的思考更加严谨。

156

　　拉康只使用了纽结理论最基础的原则，其思考局限在简单的纽结和链环上。除了可以表示为内部没有缠绕的闭合环路的平凡结或非结（Adams，2002），他主要使用的是三叶结和博洛米环。三叶结（图7.1）是最简单的一种非平凡结，可以通过连接单结的未固定的端点而获得。[2]

图 7.1　三叶结

1　'une géométrie que l'on peut dire interdite à l'imaginaire'.

2　简单来说，纽结是三维空间中的简单闭合曲线，如果只涉及一个圈就称为纽结（knot），而多个圈则称为链环（link）。如果一个纽结在三维空间中经过连续变形成为另一个纽结，我们说这两个纽结是等价或同痕（isotopic）的。平凡结（trefoil knot）是最简单的纽结，它在投影平面上没有结，是一个解不开的圆圈，所以也称为"非结"（unknot）。三叶结（trefoil knot）是交叉数最少的非平凡结，其交叉数为3。单结（overhand knot）又称"反手结"，是所有绳结的基本结。——译者注

　　与拉康（1972-3）最初讨论纽结理论相反，博洛米环（图 7.2）不能算作纽结，而应当是链环，这一点后来得到了他的确认（例如 Lacan，1975-6，p.64）。链环是由两个或两个以上的纽结缠绕而成的。最简单的链环称为霍普夫链环（Hopf link），它由两个仅交叉一次的环组成（Adams，2002）。而博洛米环则由三个相互连接的平凡结组成，环与环因其特殊的组合而连接在一起：B 环位于 A 环之上；C 环位于 B 环之上；但 C 环位于 A 环之下。移除任何一个环，都会导致其他两个环的连接断开（Adams，2002；Soury，1982）。博洛米环通常用三种颜色表示：红、绿、蓝，每种颜色代表三维度空间中的一个维度。纽结的着色在二维空间绘制或投影时最为有用。拉康使用这种着色方法来区分三个辖域：蓝色环代表实在界，绿色环代表想象界，红色环代表象征界（Lacan，1975-6，pp.52，111，116）。

157

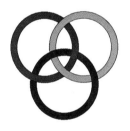

图 7.2　博洛米环

　　拉康利用纽结理论探讨的核心问题是，三个环如何牢牢地绑在一起，从而使三个环成为一个系统整体，而不仅仅是各部分之和。他试图解决的两个问题是 R、S、I 是如何结合在一起组织享乐的："最终书写的是什么？享乐的条件"（Lacan，1972-3，p.131），以及如何为主体的表达创造基础。在 1970 年代，拉康明确坚持他的观点，即"主体是一个能指为另一个能指所代表的东西"[1]（Lacan，1975-6，p.23）。他接着补充说，支撑主体的不是象征界的锚定点，而是三个环之间的

1　'Le sujet est ce qu'un signifiant représente auprès d'un autre signifiant'.

联系。实在界、象征界和想象界之间的联系为主体的出现提供了条件
（Lacan，1975-6，pp.50-3；Skriabine，2004）。

RSI 三界

拉康在研究 R、S、I 之间的三界互连时，一定程度上重新定义了
这些辖域。他不再将它们视为分离的实体，也不再从辩证的角度来考
虑它们之间的关系，如 R 对抗 S，S 对抗 I，I 对抗 R，而是关注它们
之间的系统连接，即每个辖域都对其他两个辖域造成巨大影响，在它
们之间的关系中制造了所谓的"真实空隙"[1]（Lacan，1975-6，pp.24-
5，82-3，117-18）。[2]因此，每个辖域在与其他辖域的连接中产生的影
响被优先考虑。拉康认为，在 R、S、I 连接的博洛米环中，I 构成一致性，
而 S 构成空隙，R 构成外在性（ex-sistence）："使用纽结的基本特征
是为了说明三者的性质：受想象界影响的一致性、与象征界相关的根
本空隙和属于实在界的外在性，这甚至是其基本特征。"[3]（Lacan，
1975-6，p.36，也可参见 pp.50，56）

拉康认为，象征界的主要特征是在 R 和 I 之间构成了一个空隙。
对拉康来说，象征界主要是在实在界中制造空隙，可以说，语言掏空

---

[1]　这里谈的 real gap（vrai trou）也被译为 real hole，拉康指的是在博洛米环中，只有第三环
才能证实其他两个环中间为（真）空，而只有一环或两环时，只能假设其为空（假空）。——
译者注

[2]　这种观点的基础是假空隙（faux trou）与真空隙（vrai trou）的区别（Lacan，1975-6；
Soury，1982）。拉康认为，[如果]从博洛米环中抽取一个或两个环，我们就可以假设在环
的内部空间或两个环相交形成的空间中可以找到一个洞。然而，如果不在一个环的上面和另
一个环的下面添加第三个环，我们就无法知道两环相交形成的空间是否为空。环的内部空间
和两环相交形成的空间没有任何区别，这意味着它给人一种中空的假象；我们虽然可以假设
它是空的，但无法证实。这就是拉康称其为假空隙的原因。为了确定为真空隙，我们需要添
加一个穿过空隙的圆环，由此证明空隙的三维度状态。

[3]　'Le caractère fondamental de cette utilisation du nœud est d'illustrer la triplicité qui résulte
d'une consistance qui n'est affectée que de l'imaginaire, d'un trou fondamental qui ressortit
au symbolique, et d'une ex-sistence qui, elle, appartient au réel, qui en est même le caractère
fondamental'.

了实在界，"语言吞噬了实在界"[1]（Lacan，1975-6，p.31）。语言使我们能够辨别世界的意义，使不可预见的事物变得可以预测。这就是语言是有效的原因（Lacan，1975-6，p.32）。然而，在博洛米环的逻辑中，S 对 R 的影响离不开 I 的影响。只有当绿色圆环（I）在蓝色圆环（R）中定义了一个区域，红色圆环（S）才能在实在界的蓝色圆环中产生一个空洞。这意味着，语言之所以能产生空隙，只是因为想象界倾向于为实在界的本质建立一致的形象。然而，正如拉康的呀呀儿语概念所表明的那样，象征界对实在界的影响是双向的：语言不仅构建了实在界，实在界也影响着象征界。实际上，语言不仅是我们构建世界的交流工具，还受到它无法理解的实在界享乐的影响，在追求意义的想象界中只能将这种享乐体验为无意义。

拉康认为实在界的特征是"外在性"。在他早期的作品中，外在性这一概念指的是主体内部的离心体（body of eccentricity），即无意识（Lacan，1957a）和冲动（Lacan，1961）。在 1970 年代，拉康将实在界定义为外在，从而强调了一种脱离能指且无法通过心理形象获得的人类经验。实在界的特征的确是在意义层面上划定了一个空隙或界限，这个空隙是由 S 和 I 之间的交集定义的。实在界限制了我们对意义的构想，在理解意义的概念时，必须始终考虑到无意义。与想象界类似，实在界也只能通过 S 和 I 的关系来定义：实在界只因象征界和想象界遇到的界限而存在[2]（Lacan，1975-6，p.50）。因此，我们称实在界为无法掌握之物，或无法书写之物："实在界唯一可能的定义是：它是不可能的。"[3]（Lacan，1976e，pp.55-6）

一致性是想象界在连接博洛米环时所贡献的特征："我认为正是想象界支撑了一致性。"[4]（Lacan，1975-6，p.50）在拉康看来，想象

1　'le langage mange le reel'.

2　'le réel n'a d'existence qu'à rencontrer, du symbolique et de l'imaginaire, l'arrêt'.

3　'Il n'y a pas d'autre définition possible du réel que: c'est l'impossible'.

4　'ce soit dans l'imaginaire que je mette le support de ce qui est la consistance'.

界让个体能够对世界拥有一个稳定的表象（Lacan，1976e）。例如，如果我们的知识完全建立在 S 的基础上，那么它将只由一系列抽象的象征符组成，这些象征符的作用是理解 R 的组织方式，却不带任何意义。显然，这不是人们实际的操作方式。相反，我们在追求意义的重复模式中接近环境。与拉康早期作品中强调自我形象的想象性基础一致，他认为这种对形象、外表和统一性的自然倾向植根于我们对身体形象的体验。人们对世界的体验"就像身体对他来说纯粹代表着统一性一样"[1]（Lacan，1976e，p.54）。拉康（1975-6，1976e）指出，在我们的自我体验中，我们将身体视为一个范围，我们将其视为一个令我们着迷的封闭统一体。我们欣赏它的美；反之，一旦面对的是残疾或残缺时，我们就会倍感不适。同样，世界和谐的概念使我们愉悦，而意外或不寻常的事件经历则会引起不安。

为 RSI 打结

拉康在讨论 R、S、I 三者的博洛米环时指出，这三个环的连接过程会带来一个结。事实上，由于 R、S、I 的连接，会产生一个额外的维度，拉康将其称为心理现实或症状，并用博洛米环中一个结来表示它的位置（Lacan，1974-5，session 11 February 1975，1975-6，p.19，1976e，p.56）。精神生活因 R、S、I 的打结而被组织起来，使人们在现实体验中可以感知到恒常性。打结为各辖域之间建立了有序的关系，使主体相信围绕事件（R）建立的形象（I）遵循着一定的逻辑（S）。

拉康并不是简单地将博洛米环作为一种隐喻，而是将其作为一种能够支持理论思考的形式语言。此外，他还提出，在博洛米环中形成的结可以从拓扑学的角度推导出来。我认为这就是他用"链结"

---

1 'comme cette unité de pure forme que représente pour lui le corps'.

（linkknot）这个新词来称呼博洛米环的原因[1]（Lacan，1975-6，pp.86，111），他说博洛米环"自然地产生了三叶结"[2]（Lacan，1975-6，p.86）。虽然拉康在他的研讨班中没有真正解释这个观点，但从拓扑学的角度来看，我们可以从博洛米环中推导出三叶结。如图7.3所示。

当把三叶结投影到博洛米环上，三叶结的四个平面与博洛米环的交叉点重合时，我们就能看到拉康可能想表达的内容：博洛米环的中心部分，由两个圆环在第三个圆环范围内交叉构成，它完全遵循三叶结的模式。在三叶结中可以观察到的下交叉点和上交叉点也都可以在博洛米环中看到，R和S在I中的交点、S和I在R中的交点，以及I和R在S中的交点。在三个环的博洛米环中，R、S、I之间的交点被拉伸并固定。博洛米环就以这样的方式在其本身的结构中形成了一个三叶结。

160

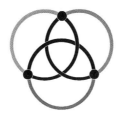

图7.3 从博洛米环中推导出的三叶结

隐含的三叶结之所以重要，是因为博洛米环现在可以被视为第四重结构（Lacan，1975-6，p.19）："我认为，我们必须把博洛米环看作第四重结构……促成想象界、象征界和实在界之间的神秘连接，这个连接暗含着或假定了症状的外在。"[3]换句话说，三叶结是链环稳

---

1 'chaînoeud'.

2 'engendre naturellement le nœud de trèfle'.

3 'Je dis qu'il faut supposer tétradique ce qui fait le lien borroméen ... Poser le lien énigmatique de l'imaginaire, du symbolique et du réel implique ou suppose l'ex-sistence du symptôme'.

定的粘合剂。三叶结是维持博洛米环中 R、S、I 之间的系统连接的固有特征。

拉康从概念上将隐含的三叶结定义为症状和心理现实。症状并不是应当被消除而让主体变得快乐的病理因素。无论多么不合理，症状的作用都是将 R、S、I 绑在一起，它们支撑着主体对现实的体验，支持着他对自己实存于这个世界的信念。以我对拉康后期作品的理解，这意味着症状具有系统性功能。从这个角度来看，精神分析治疗并不只是试图消除症状，而是研究人们如何能够创造出另一种给 R、S、I 打结的方式，从而减少痛苦。

拉康在提出症状的系统功能的同时，也对如何概念化现实体验的传统模式提出疑问。他认为，我们对现实的普遍经验中包含了一种容易忽略的疯狂。人们通常认为生活、人际关系和世界是有意义的，或者至少期望它们是有意义的。我们通常认为我们的心理表象是真实无误的，即使是大多数怀疑论者也会相信思想的价值。拉康认为这些信念虽然在"功能"上有助于人们过好自己的生活，但在本质上也是"疯狂的"（1976d, p.49）；我们对世界产生信念的唯一基础是信念行动（act of faith），它没有任何真理价值。从临床观点来看，这种认为人人皆疯狂的观点意味着，我们不应该让我们对于正常和异常的预设成为判断患者的标准。无论是在诊断还是在治疗过程中，我们都应该探索个体功能的特殊性，并关注症状的系统价值。

从父亲的名义到打结

拉康在第 23 研讨班（1975—1976）中也把症状和博洛米环中隐含结的观点用于反思父亲的名义，他开始将父亲的名义视为典型的神经症症状。父亲的名义不再被视为启动父性隐喻的具有特权的象征性元素，而是连接 R、S、I 的一种可能模式（Svolos, 2009）。在这种观点中，父亲的名义不再是获得连贯心理现实的必要条件，而只是连接R、S、I的一种选择。在1970年代之前，情况并非如此，父亲的名义被视为象征界中的关键元素。这种逻辑推论的方式导致了一种鉴别诊断分类：是神经症还是精神病，取决于父亲的名义是否建立。随着他对R、S、I之间纽结关系的关注，这种观点发生了变化。从那时起，父亲的名义不再被视为一个独特的能指，而是一种打结方式，相信父亲功能只是打结三界的一种方式。

在神经症话语中，个体通常会从家庭过去的生活事件和紧张关系的角度来解释自己在世界上的位置："就像弗洛伊德告诉我们的那样，我们可以看到人们很难不向我们谈论他们的妈妈和爸爸……他们总是会提到某些本质上与家庭养育方式有关的事情。"[1]（Lacan，1976a，p.12）神经症话语的关键在于家庭史的叙事，我们可以从中发现俄狄浦斯神话的结构。在拉康（1975-6，1976b，1976c，1976d）看来，分析家的任务就是减少这种叙事的影响。因此，他认为精神分析"取得成功时，就证明人可以在使用父亲的名义的前提下，不依赖父亲的名义"（Lacan，1975-6，p.136；Rabaté，2001，p.178）。这意味着分析家不应该确认分析者通常赋予分析家的主人位置，而应当在某种程度上利用能指的歧义性和同音异义，减少分析者严格按照俄狄浦斯化所指来定义自己的倾向（Miller，2007d）。

在R、S、I的连接中，神经症对父亲功能的信任可以等同于博洛米环中隐含的三叶结。至少这是我从以下论述中得出的结论，其中"博结"（bo knot）一词指的是博洛米环中隐含的结："朝向父亲（father-version）是弗洛伊德把一切都归于父亲功能的必然结果，这就是博结。"[2]（Lacan，1975-6，p.150）在此推论中，当三个环按照博

162

---

1 'Nous voyons, comme Freud nous le dit, les gens irrésistiblement nous parlent de leur maman et de leur papa ... ils sont toujours ramenés à quelque chose qu'ils associent essentiellement à la manière dont ils ont été élevés par leur famille'.

2 'La père-version est la sanction du fait que Freud fait tout tenir sur la fonction du père. Et le nœud bo, c'est ça'.

洛米环的标准连接起来时，对父亲形象的信任等同于三环中隐含的三叶结：在博洛米环中，遵循标准的拓扑学模式可以形成 R、S、I 三界的稳定关系，神经症的心理现实因采用俄狄浦斯规范而形成。

然而，在拉康的逻辑推理中，R、S、I 之间博洛米式连接方式不应该成为精神分析家临床方法的理论标准，而应被视为一种例外。他在这方面的立场相当极端，他认为在临床实践中，在大多数情况下三环之间的关联并不按照博洛米环的方式："在大多数情况下，象征界、想象界和实在界是缠绕在一起，乃至彼此融为一体的，这是因为没有像博洛米环那样区分它们的操作。"[1]（Lacan, 1975-6, p.87）这意味着，在他 1970 年代的观点中，临床实践不能仅以神经症的逻辑为框架。神经症不是标准，而是相对于父亲的名义不起核心组织作用的更为常见的主体性模式（即精神病）的例外（Lacan, 1975-6, 1976a）。拉康提出这种观点显然是从广义上定义了精神病（Gueguen, 2004；Miller, 1993；Soler, 2008），他认为精神病是俄狄浦斯式叙事在主体表达时不起作用的一种情况。在英美精神分析理论中，所谓的自我病理学，即从精神分裂病理学到主体性空虚的各种问题，它们没有反映出神经症关注的俄狄浦斯结构（Kirshner, 2004），似乎也在拉康的新解释之列。[2]

然而，拉康后期精神病观点特别重要之处在于，它指出与享乐有关的［精神病］话语处在一个孤立的位置。精神病最突出的特点是脱离社会，而且很难通过日常话语或与大他者互动产生的话语来调节享乐。换言之，父亲的名义的缺席使享乐无法通过 R、S、I 的标准打结方式来调节。这意味着，发明其他打结 R、S、I 的模式是主体获得一致性的先决条件。精神病将人置于一种挑战中：该如何主动寻找

1　'chez la plupart le symbolique, l'imaginaire et le réel son embrouillés au point de se continuer les uns dans les autres, à défaut d'opération qui les distinguent comme dans la chaîne du nœud borroméen'.

2　最近提出的"常态精神病"的概念吸收了更新后的精神病定义。《精神分析笔记》（*Psychoanalytical Notebooks*）杂志第 19 期全文对此概念进行了探讨，相关内容的讨论极为出色。

和紧紧抓住能持续生活下去的条件呢？在这种情况下，基元现象见证了未经调节的享乐以及需要找到连接 R、S、I 的新方案（Gueguen，2004）。

拉康将精神病概念进行扩展的做法，在他的学生和同事中引起了相当大的争议，并成为造成拉康学派分裂的因素（Roudinesco，1994）。拉康称自己是精神病，或者至少是一个试图成为精神病的人，更是加剧了这场风波。在耶鲁大学的一次演讲中，他说了如下一段话："精神病是一种严谨的尝试。在这个意义上，我会说我是精神病。我之所以是精神病患者，唯一的原因就是我一直试图保持严谨。"[1]（Lacan，1976a，p.9）听众对此言论感到震惊（参见 Lacan，1976a，p.29）。后来，一位学生又回到这个问题上，问拉康他是否真的是精神病，他的回答是他还不够精神病："如果我更精神病一些，我可能会是一个更好的分析家。"[2]（Lacan，1977，p.13）对一些人来说，这样的言论表明，在拉康后期的作品中，要么是他失去了理性，要么是他在戏弄听众。而我认为这是一种悖论或超现实主义式干预，目的是在否定赋予他的主人位置，进而激发听众对精神病形成的根本原因进行批判性思考。

在我看来，拉康对精神病概念的扩展以及他自称精神病［的做法］，应被理解为呼吁停止将精神病和神经症视为两类完全不同的范畴。拉康后期使用神经症和精神病这两个术语[3]主要是指连接 R、S、I 的不同模式，而不是指应该对病例进行严格的疾病分类（Miller，2002b）。神经症和精神病并不是相互排斥的类别，而是主体可能选择的功能模式。从这个角度来看，我们无法用单一的理论对病例的复杂性进行归类，我们可以在人类功能中发现的复杂性总是超越理论类别

1　'La psychose est un essai de rigueur. En ce sens je dirais que je suis psychotique. Je suis psychotique pour la seule raison que j'ai toujours essayé d'être rigoureux'.

2　'Si j'étais plus psychotique, je serais probablement meilleur analyste'.

3　我的推理仅限于神经症和精神病，当然也可以延伸到性倒错。

的解释能力。相比之下，神经症和精神病功能理论应该作为一种方法，用来思考和干预个案层面上发生的事情。它也是一种工具，用于思考每个人运作 R、S、I 层面的内在逻辑。

在这方面，我同意雅克 – 阿兰·米勒（Miller，2003，p.12）的观点，他将拉康早期的作品与他后期的教学进行比较并指出："将临床实践参照纽结［理论］，无疑会给我们带来不同但又相互连续的方法。我们［的临床理论］失去了离散（discontinuous）和明确区分［带来的］安全感，结果使症状而不是我们所说的临床结构（作为一个类别）已成为临床理论的基本单位。"拉康后期著作的重要性在于 R、S、I 如何通过症状纽结在一起。我们可以从神经症和精神病的角度来思考这种纽结的逻辑，它是在与一个人工作的进展中必须要确定的特定逻辑。从这个角度讲，米勒（1998）提到卢菲特·A. 泽德（Lotfi A. Zadeh）关于模糊集合和模糊系统的研究，它为亚里士多德的二分法真值[1]（dichotomous truth values）思想提供了一种不同的思考方式（Zadeh and Kacprzyk，1992）。尽管拉康早期作品对精神病持有亚里士多德式的假设——一个人要么属于一个类别，要么不属于，但他后来的思考则表明，应当认为神经症和精神病之间的界限是流动的，而不是固定的。这意味着，神经症纽结与精神病纽结在理论层面上并无严格区分：没有什么可以严格定义神经症对父亲的名义的使用和精神病处理 R、S、I 的方式有何不同。这种观点不仅意味着两种纽结的转换是流动的，而且最重要的是，没有单一标准可以区分精神病和神经症。在前两个时期的作品中，拉康总是在隐隐地寻找一种终极的鉴别诊断标准，他首先试图用一种特殊的想象性认同来定义这样的标准，随后又试图从一种特殊的语言角度来描述这种标准。相比之下，在 1970 年代，拉康不再追求严格的鉴别诊断标准，取而代之的是更为复杂的思考。

---

1 二分法真值是指亚里士多德逻辑中的真和假两个取值。这是一种在逻辑学和哲学中常用的概念，也可以翻译为二元真值。——译者注

这一时期所强调的是，只有考虑个体在 R、S、I 不同层面之间的相互影响，才能做出诊断。在拉康后期的方法中，诊断已经完全不是按照固定标准对问题进行分类。重要的是复杂的个体功能所体现的逻辑。这种逻辑只有在个体的言语和行为中才能发现，因此拉康的精神分析非常重视个体的独特性和伦理学。

这种观点在临床中具有重要意义，因为我们必须更加关注个体。只要我们仍然使用二分法的诊断类别，临床实践势必会把重点放在疾病上，导致对这些疾病的特点做出判断。随后认为精神病和神经症，或这些类别的子类别，因其固定的特点而需要采用特殊的方法。相比之下，模糊界限的假设意味着在应用特定疾病知识时需要一定程度的保留。因此，关注的重点变为对具体个案 R、S、I 组织方式的思考。在这种逻辑中，不能以分类方式考虑诊断和干预，而要按照每个患者的特点调整诊断和干预。

精神病的打结与散结

我们假设对精神病宽泛的定义是不使用父亲的名义来连接 R、S、I，那么在逻辑上就会出现两种可能：要么构成心理现实的三环是断开的，要么它们通过第四环连接。

我们可以用精神生活的解体来描述三环的断开或散结。在第 20 研讨班中，拉康（1972-3）引用施瑞伯幻听中的断裂句对此进行了描述。这些拉康所称的编码信息"使某种物质处于停滞状态"（Lacan，1972-3，p.128），这意味着能指物质性的丢失。能指间的连接戛然而止，从纽结的角度来说，这意味着象征界与想象界之间失去了连接：意义消失了，实在界突然占据了象征界出现的位置。在象征界中，施瑞伯面对的是一个无意义的缺口，这令他感到困惑，只能通过补全断裂句来填补它。补全这些句子是他获得一致性的方法。在第 23 研讨班中，

165

拉康（1975-6）进一步探讨了各环之间的断开，并将精神病描述为主体的 R、S、I 不能自然连接的情况。他在评论自己的博士论文时指出，偏执狂中并没有明确区分出 R、S、I 三界，而是构成了一种连续性："偏执性精神病的构成：想象界、象征界和实在界是一体的，具有同等的一致性。"[1]（Lacan，1975-6，p.53）如果 R、S、I 没有以博洛米环的方式连接在一起，就不会产生隐含的第四环。这些环自然地融为一体，由于它们没有明确区分，可以说它们具有同等的一致性。

然而，这并不意味着三个环会一直保持断开。除了用父亲的名义神经症式地打结 R、S、I，三环还可以通过外显的第四环连接起来。从拓扑学上讲，要想在环之间建立另一种连接，只须将代表 R、S、I 的三个环叠放在一起，模仿博洛米环的形状，并在交叉处添加第四环。这里可以看出与经典的博洛米环的不同之处：第四环是真实而外显的，而在博洛米环中，第四环是内隐的。从临床角度看，精神病中第四环的概念意味着，拉康认为即使父亲的名义缺位，也有可能创造出稳定的心理现实。尽管如此，要为主体表达创造一个稳定的平台，就必须发明一种连接各环的方法。从某种程度上说，如果一个人成功地创造了连接另外三个环的第四环，那么他的心理现实就会相对稳定和正常，不会明显偏离神经症的现实。内隐第四环和外显第四环的共同之处在于，它们都体现出与其他三环之间的连接原则，但只有与其他三环的关系才能获得这种状态："第四环总是依靠三环（我们现在称之为主体性，意思是个人）的支撑，才能获得立足点。"[2]（Lacan，1975-6，p.52）

拉康（1975-6）在第 23 研讨班中不仅将第四环称为症状（symptom），还将其称为圣状（sinthome），圣状是"一个连接象征界、想象界和

1　'L'imaginaire, le symbolique et le réel sont une et même consistance, et c'esten cela que consiste la psychose paranoïaque'.

2　'c'est toujours de trois supports, que nous appellerons, en l'occasion, subjectifs, c'est à dire personnels, qu'un quatrième prend appui'.

实在界的东西"[1]（Lacan，1975-6，p.94）。sinthome 是 symptom 更古老的写法（Lacan，1975-6，1982），尽管拉康也会切换使用这两个词，但是圣状的概念特指为心理生活的稳定而调节享乐的方式。尽管症状总是一个可以用隐喻和转喻来理解的所指，但对圣状来说并非如此。圣状指的是一种"知行合一"（savoir faire），它令生活变得可以忍受，并为主体表达提供平台。拉康之所以改用圣状这个词，其中一个原因是这个词有趣的双关含义。sinthome 一词中使用了英语 sin（罪恶）和法语 saint homme（意为"圣人"，指的是做正确事情的人）。拉康（1975-6，p.13，1982）对此的解释是，sinthome 融合了两个层面：一方面，它指的是一个人的"罪恶"或道德弱点；另一方面，它见证了一个人试图连接 R，S、I 的"知行合一"。

乔伊斯的圣状

拉康所论述的圣状作为外显第四环的观点，最突出的案例是詹姆斯·乔伊斯（James Joyce）。在他的解读中，乔伊斯的心理现实并非基于对天父或传统的信仰，而是特别根植于他对作家身份的认同。乔伊斯以文学创作为基础培养出自己的自我，而这一自我确实呈现出夸大的特征。根据拉康的观点，乔伊斯的自我并没有起到扮演"普通人"的作用，却在构建现实中发挥着重要功能（Lacan，1975-6，p.147）。换言之，稳定性是建立在他认同"乔伊斯，伟大的作家"的想法上，因此拉康提出乔伊斯就是圣状（Lacan，1975-6，1979，1982）。乔伊斯通过培养自己对作家身份的绝对信念，为 R、S、I 之间建立了连接。我们应该注意到，这种观点与他在 1950 年代作品中的观点相反，拉康不再轻视自我，而是指出自我作为心理生活中的组织力量，其潜力不容低估。

167

---

1 'c'est le quelque chose qui permet au symbolique, à l'imaginaire en au réel de continuer de tenir ensemble'.

圣状概念的基础是父亲的名义没有为乔伊斯提供稳定性。虽然乔伊斯的作品中并不缺少父亲形象，但拉康认为，在他的小说和个人生活中，父亲形象或传统信仰却是明显缺席的。从《青年艺术家的画像》（ *A Portrait of the Artist* ）到《芬尼根的守灵夜》（ *Finnegan' s Wake* ），父亲都被描述为一个破碎且毫无价值的形象，人们无法对其产生信任（Billiet，2007）。此外，在《尤利西斯》中每次出现的父亲形象，都是对父亲功能结构作用的否定。他将自己的主人公描述为一个"工匠"，从他人的破碎话语片段出发，探索自己的道路（Lacan，1975-6，pp.96-7）。在乔伊斯的世界里，象征界不包含任何稳固的父性功能，也不存在以此为基础的思想和交流。话语是支离破碎的，无法反映出内在一致性。拉康（1975-6，p.89）认为乔伊斯的特点是"父性逃避"[1]，并认为存在着"父性不足"[2]（Lacan，1975-6，p.97）或"事实上的弃绝"[3]（Lacan，1975-6，p.89；Lysy，2006）。从拉康对精神病宽泛的概念来看，可以得出乔伊斯确实是精神病的结论，拉康（1982）也赞同这一点，他说乔伊斯并未触及他的无意识；然而，做出这样的诊断并不是拉康精神分析的目的。他更感兴趣的是，乔伊斯究竟是如何成功地绕过父亲，而最终没有完全陷入混乱和孤立。从某种意义上说，写作和自认为是艺术家的自我起到了关键作用。

乔伊斯作品中引人注目的是它"切断了意义和真理的效应"（Lysy，2006，p.70），这一点尤其体现在《芬尼根的守灵夜》中。乔伊斯以同音异义和互文的游戏，探索了意义和可读性的极限并破坏了想象界对意义和一致性的追求。可以说，乔伊斯在他的作品中抽空了想象界的维度，实在界侵入象征界（Thurston，2004）。尽管拉康认为，象征界在混沌中发现了秩序，从而为实在界创造了洞，但乔伊斯的作

---

1 'démission paternelle'.

2 'carence du père'.

3 *Verwerfung* de fait'.

品则反其道而行之，显示出象征界本身就带有不可能性和混沌的特点（Lacan，1975-6，p.151）。在拉康极具争议地将《青年艺术家的画像》和《尤利西斯》描述为"直白的自传"（Rabaté，2001，p.163）时，他进一步强调了自己的观点，即乔伊斯的生活中奇怪地抽空了想象界。拉康（1975-6，pp.148-9，1982）特别注意到身体是一个外在的例子：乔伊斯与身体之间没有密切连接。他的身体就像一个单纯的外壳，没有与主体交织在一起。拉康从《青年艺术家的画像》（1965）里的逸事中得出这一观点，乔伊斯在书中写道，当斯蒂芬（Stephen）受到一群朋友或学校班长殴打时，他实际上并不感到痛苦。令人惊讶的是，身体遭受的殴打在主体那里完全没有对应的痛苦。拉康对此的解释是，斯蒂芬与自己的身体脱离了联系，屈服于他人的暴力所带来的痛苦。斯蒂芬的愤怒也有一种特殊状态。有时他完全沉浸在强烈的愤怒情绪中，但这种情绪消失得"如剥去水果柔软成熟的果皮一样容易"（Joyce，1965，p.87）。

尽管如此，想象界的这种古怪状态并不意味着在心理现实中无法体验到一致性。拉康（1975-6，p.87）指出，尽管 R、S、I 并没有通过对父亲的信仰连在一起，但在乔伊斯的情况中，拓扑环并没有解开或交织在一起。恰恰相反，拉康（1975-6，p.88）指出，乔伊斯通过塑造自己艺术家的身份，充分弥补了他这种探索方式很难嵌入常规理解世界模式的问题。乔伊斯渴望通过写作出名，渴望成为每个人都着迷的艺术家。拉康认为，这种自我创造的态度为他提供了一种生活方式，抵消了他嵌入既定话语的困难。乔伊斯充分发展出的谜样的写作方式，反映出 R 与 S 混杂在一起，同时它也假设了一个成为伟大作家的自我，拉康（1975-6，p.152，1982）将其称为圣状，或是连接 R、S、I 的外显第四环。乔伊斯对其艺术家自我的塑造集中在 R、S、I 的非典型运作上，并且它成功地弥补了他与想象界之间缺乏联系的问题。然而，拉康在讨论乔伊斯时，还提到了他生活中许多为其提供稳定性的方面，

169 这意味着他的写作不应被视为帮助他应对难以嵌入传统的唯一方式。在这方面，我们应当注意到他与妻子的特殊关系以及他规律的饮酒习惯（Jonckheere，2007）。

拉康对乔伊斯讨论的有趣之处在于，它强调了一种连接 R、S、I 的［不同］模式，这种模式虽不依靠像父亲的名义这样的普遍运算符，但也不意味着被排除在社会关系之外。拉康以博洛米环为模型，强调通过创造一种独特的生活模式，可以使 R、S、I 获得一种稳定的关系，从而为主体创造一个稳定的平台。此外，乔伊斯的案例表明，圣状具有社会功能。无论既定话语为他提供了多么少的支持，他的艺术和生活方式都将乔伊斯与共同话语连接在一起。

结 语

拉康最后一个时期的作品非常有趣，毫无疑问也是他作品中最具创新性的时期。他的思考比以往任何时候都更加复杂，并对之前表达过的观点提出了挑战，但并不总是提供一个明确的替代观点。在他后期的作品中，我发现最重要的变化是从我所说的辩证逻辑转向三元逻辑。在 1970 年代之前，拉康的作品具有辩证性，是因为他把 R、S、I 三界的重点放在象征界与其他两界之间的张力上。这与弗洛伊德的谈话疗法的观点一致，即语言和言语是研究临床实践的角度。拉康引入纽结理论后，这种情况发生了变化，三元逻辑变得更加重要。此后，R、S、I 成为等价元素，不具有固定的连接，但可以通过系统性方式连接起来。这种系统性连接总是意味着第四个结或环的产生，其作用是以稳定的方式将其他结或环连在一起。在想象界层面，R、S、I 之间的系统性连接创造了一致性体验；在象征界层面，系统性连接使主体得以表达；在实在界层面，它又调节了享乐。拉康将症状、圣状和心理现实等概念与第四环关联在一起。

在这种新概念框架下，父亲的名义被视为神经症的症状，并被描述为构成博洛米环隐含的第四环。这意味着，父亲的功能不再是指一个独特而有组织性的能指，而是更广义地指使用传统方式表达主体和调节享乐。精神病的典型特征是缺少这种对传统话语的使用，这意味着要在 R、S、I 之间建立系统连接，必须找到不同的解决方案。在这种情况下，拉康提出圣状的概念，它指的是为应对现实，而以一种非传统的方式建立 R、S、I 的系统连接。这并不意味着症状通常包含的那种痛苦。拉康主要引用詹姆斯·乔伊斯的作品来说明他的圣状概念是对排除概念的补偿。拉康认为，乔伊斯对语言的使用［方式］和他作为作家的自我，弥补了想象界、实在界和象征界之间欠缺的连接，他的情况显示出这三界是交织在一起的。

圣状是一个特别有趣的概念，因为它引发了讨论：精神分析疗法该如何促进圣状的建立以获得心理现实层面的稳定。一些作者对这个问题进行了探讨（例如 Maleval，2000；Miller，2009；Naveau，2004），但应当厘清并通过进一步使用更全面的案例研究来指导这种干预方法。这是拉康精神分析运动面临的挑战。

拉康最后一个阶段的作品也很重要，因为他的精神病概念与通常接受的精神病学观点相当不同。最重要的是，它涉及在既定话语中无法立足的话语立场。在这一观点的背后，我发现拉康对精神病和神经症的认识论发生了变化。在他后期的作品中，神经症和精神病不再作为两类不同的逻辑类别，而是作为思考如何处理独特个案的参数。换句话说，精神病和神经症的理论应该作为思考每个单独个案复杂性的参考点。假设对某些个体需要采取不同的临床方法，那么临床医生就必须确定这个人的功能是否体现出精神病或神经症的逻辑。然而，这不该是一种非黑即白的评估。我们应当将理论用作说明每个病例的复

170

杂性的方法，而不是一种空洞的诊断分类方法。从这一点上说，拉康对乔伊斯的讨论最为有趣。对詹姆斯·乔伊斯的讨论主要不是为了说明精神病，而是为了说明精神分析家应该如何避免教条式的思维。我们应当把理论用于指引临床医生探索每个案例的"黑暗大陆"的指南，而绝不是一张已经显示出道路的地图。

171

参 考 文 献

Adams, C.C. (2002) *The Knot Book* (Providence: American Mathematical Society).

Alajouanine, T., P. Delafontaine and J. Lacan (1926) 'Fixité du regard par hypertonie prédominant dans le sens vertical avec conservation des mouvements automatico-réflexes, aspect spécial de syndrome de Parinaud par hypertonie associée a un syndrome extrapyramidal avec troubles pseudobulbaires', *Revue Neurologique*, 2, 410–18.

Allen, P., F. Laroi, P.K. McGuire and A. Aleman (2008) 'The Hallucinating Brain: A Review of Structural and Functional Neuroimaging Studies of Hallucinations', *Neuroscience and Behavioral Reviews*, 32, 175–91.

Allouch, J. (1994) *Marguerite ou l'Aimée de Lacan* (Paris: E.P.E.L.).

American Psychiatric Association (2000) *Diagnostic and Statistical Manual of Mental Disorders. Fourth Edition. Text revision* (Washington, DC: American Psychiatric Association).

Apollon, W., D. Bergeron and L. Cantin (2000) 'The Treatment of Psychosis' in K.R. Malone and S.R. Friedlander (eds.) *The Subject of Lacan – A Lacanian Reader for Psychologists* (Albany: State University of New York Press), pp. 209–27.

Atkinson, J.R. (2006) 'The Perceptual Characteristics of Voice-Hallucinations in Deaf People', *Schizophrenia Bulletin*, 32, 701–8.

Badiou, A. (1982) *Theory of the Subject* (London and New York: Continuum).

Badiou, A. (2009) *Logics of the World – Being and Event II* (London and New York: Continuum).

Badiou, A. (2010) *Second Manifesto for Philosophy* (Cambridge and Oxford, UK: Polity Press).

Berrios, G.E. (1991) 'Delusions as "Wrong Beliefs": A Conceptual History', *British Journal of Psychiatry*, 195 (suppl. 14), 6–13.

Berrios, G.E. (1996) *The History of Mental Symptoms. Descriptive Psychopathology since the Nineteenth Century* (Cambridge: Cambridge University Press).

Billiet, L. (1996) *Het gebroken Oor* (Ghent: Idesça).

Billiet, L. (2007) 'Een eerste psychoanalytische Kennismaking met "Finnigans Wake"', *iNWiT*, 2/3, 173–88.

Bleuler, E. (1911) *Dementia Praecox or the Group of Schizophrenias* (New York: International Universities Press).

Brüne, M. (2005) '"Theory of Mind" in Schizophrenia: A Review of Literature', *Schizophrenia Bulletin*, 31, 21–42.

Butler, R.W. and Braff, D.L. (1991) Delusions: A review and integration. *Schizophrenia Bulletin*, 17, 633–47.

Cambridge Advanced Learner's Dictionary (2008) (Cambridge, UK and New York: Cambridge University Press).

Chiesa, L. (2007) *Subjectivity and Otherness – A Philosophical Reading of Lacan* (Cambridge, MA: MIT Press).

Cox-Cameron, O. (2000) 'Lacan's Doctoral Thesis: Turbulent Preface or Founding Legend?', *Psychoanalytische Perspectieven*, 41/42, 17–45.

Dali, S. (1933) 'Interprétation paranoïa-critique de l'image obsédante: L'Angélus de Millet', *Le Minotaure*, 1, 65–7.

Dali, S. (1973) *Comment on deviant Dali* (Paris: Robert Lafont).

David, A.S. (2004) 'The Cognitive Neuropsychiatry of Auditory Verbal Hallucinations: An Overview', *Cognitive Neuropsychiatry*, 9, 107–23.

de Clérambault, G.G. (1987 [1942]) *Oeuvres Psychiatriques* (Paris: Frénésie Editions).

De Kesel, M. (2009) *Eros and Ethics* (Albany: State University of New York Press).

Deleuze, G. and F. Guattari (1983 [1972]) *Anti-Oedipus – Capitalism and Schizophrenia* (Minneapolis: University of Minnesota Press).

de Saussure, F. (1916) *Course in General Linguistics* (New York: Philosophical Library).

Deutsch, H. (1942) 'Some Forms of Emotional Disturbance and their Relationship to Schizophrenia', *The Psychoanalytic Quarterly*, 11, 301–21.

Dolar, M. (2006) *A Voice and Nothing More* (Cambridge, MA: MIT Press).

Duras, M. (1964) *The Ravishing of Lol Stein* (New York: Pantheon Books).

Eco, U. (1976) *A Theory of Semiotics* (London: Macmillan).

Esquirol, E. (1838) *Des Maladies Mentales Considérées sous le Rapport Médical, Hygiénique et Médico-Légal. Volume 2* (Paris: J.B. Baillère).

Ey, H. (1932) 'Compte rendu', *L'Encephale*, 2, 851–6.

Ey, H. (1934) *Hallucinations et Délire* (Paris: Félix Lacan).

Ey, H. (1973a) *Traité des Hallucinations. Tome 1* (Paris: Masson).

Ey, H. (1973b) *Traité des Hallucinations. Tome 2* (Paris: Masson).

Fink, B. (1995) *The Lacanian Subject: Between Language and Jouissance* (Princeton: Princeton University Press).

Fink, B. (2002) 'Knowledge and jouissance' in S. Barnard and B. Fink (eds.) *Reading Seminar XX* (Albany: State University of New York Press), pp. 21–45.

Fink, B. (2007) *Fundamentals of Psychoanalytic Technique: A Lacanian Approach for Practitioners* (New York: W.W. Norton and Company).

Freud, S. (1900) 'The Interpretation of Dreams' in J. Strachey (ed. & trans.) *The Standard Edition of the Complete Psychological Works of Sigmund Freud*, Vols 4–5 (London: Hogarth Press).

Freud, S. (1905) 'Fragments of an Analysis of a Case of Hysteria' in J. Strachey (ed. & trans.) *The Standard Edition of the Complete Psychological Works of Sigmund Freud*, Vol. 7 (London: Hogarth Press), pp. 1–122.

Freud, S. (1910) 'A Special Type of Choice of Object Made by Men' in J. Strachey (ed. & trans.) *The Standard Edition of the Complete Psychological Works of Sigmund Freud*, Vol. 2 (London: Hogarth Press), pp. 163–75.

Freud, S. (1911) 'Psycho-Analytic Notes on an Autobiographical Account of a Case of Paranoia' in J. Strachey (ed. & trans.) *The Standard Edition of the Complete Psychological Works of Sigmund Freud*, Vol. 12 (London: Hogarth Press), pp. 9–82.

Freud, S. (1913) 'Totem and Taboo' in J. Strachey (ed. & trans.) *The Standard Edition of the Complete Psychological Works of Sigmund Freud*, Vol. 13 (London: Hogarth Press), pp. 1–161.

Freud, S. (1915) 'Instincts and their Vicissitudes' in J. Strachey (ed. & trans.) *The Standard Edition of the Complete Psychological Works of Sigmund Freud*, Vol. 14 (London: Hogarth Press), pp. 109–40.

Freud, S. (1918) 'From the History of an Infantile Neurosis' in J. Strachey (ed. & trans.) *The Standard Edition of the Complete Psychological Works of Sigmund Freud*, Vol. 17 (London: Hogarth Press), pp. 3–122.

Freud, S. (1920) 'Beyond the Pleasure Principle' in J. Strachey (ed. & trans.) *The Standard Edition of the Complete Psychological Works of Sigmund Freud*, Vol. 18 (London: Hogarth Press), pp. 1–64.

Freud, S. (1922) 'Some Neurotic Mechanisms in Jealousy, Paranoia and Homosexuality' in J. Strachey (ed. & trans.) *The Standard Edition of the Complete Psychological Works of Sigmund Freud*, Vol. 18 (London: Hogarth Press), pp. 223–32.

Freud, S. (1925) 'Negation' in J. Strachey (ed. & trans.) *The Standard Edition of the Complete Psychological Works of Sigmund Freud*, Vol. 19 (London: Hogarth Press), pp. 233–9.

Freud, S. (1955) 'Extracts from the Fliess Papers' in J. Strachey (ed. & trans.) *The Standard Edition of the Complete Psychological Works of Sigmund Freud*, Vol. 1 (London: Hogarth Press), pp. 173–281.

Garrabé, J. (1979) 'Prolégomènes à un Manifeste de la Surpsychiatrie', *L'Évolution Psychiatrique*, 44, 5–28.

Garrabé, J. (2005) 'Clérambault, Dali, Lacan et l'Interprétation paranoïaque', *L'Évolution Psychiatrique*, 163, 360–3.

Gueguen, P.G. (2004) 'Symptomatic Homeostasis in Psychosis', *Psychoanalytical Notebooks*, 12, 65–76.

Grigg, R. (2008) *Lacan, Language and Philosophy* (Albany: State University of New York Press).

Guiraud, P. (1933) 'Compte Rendu', *Annales Médico-Psychologiques*, 1, 230–1.

Hegel, G.W.F. (1977 [1807]) *The Phenomenology of Spirit* (Oxford: Oxford University Press).

Hoens, D. (2005) 'When Love is the Law: On the Ravishing of Lol V. Stein', *Umbr(a)*, 1, 105–19.

Hoornaert, G. (2008) 'Little Hans and the Construction of the Out-of-Body Object', *Bulletin of the NLS*, 4, 28–31.

Hyppolite, J. (1953) 'A Spoken Commentary on Freud's *Verneinung*' in J. Lacan (1988 [1953–54]) *The Seminar of Jacques Lacan, book I: Freud's Papers on Technique* (New York and London: W.W. Norton), pp. 289–97.

Jakobson, R. (1971 [1953]) 'Results of the Conference of Anthropologists and Linguists' in *Selected Writings II: Word and Language* (Paris and The Hague: Mouton), pp. 554–67.

Jaspers, K. (1997 [1959]) *General Psychopathology – Volume I* (Baltimore: John Hopkins University Press).

Jonckheere, L. (2003) *Het Seksuele Fantasma Voorbij* (Leuven: Acco).

Jonckheere, L. (2007) 'Nora als Sinthoom van Joyce?', *iNWiT*, 2/3, 189–238.

Joyce, J. (1965) *A Portrait of the Artist as a Young Man* (New York: Penguin).

Katan, M. (1950) 'Structural Aspects of a Case of Schizophrenia', *The Psychoanalytic Study of the Child*, 5, 175–211.

Kojève, A. (1947) *Introduction à la Lecture de Hegel* (Paris: Gallimard).

Kraepelin, E. (1913) *Psychiatrie, ein Lehrbuch für Studierende und Ärtzte, Band III* (Leipzig: Engelman).

Kraepelin, E. (1920) *Psychiatrie, ein Lehrbuch für Studierende und Ärtzte, Band I* (Leipzig: Engelman).

Kusnierek, M. (2008) 'Jacques Lacan's Theory of Perception', *Bulletin of the NLS*, 3, 22–35.

Kirshner, L.A. (2004) *Having A Life: Self Pathology after Lacan* (New York: Routledge).

Kirshner, L.A. (2005) 'Rethinking Desire: the *Objet Petit a* in Lacanian Theory', *Journal of the American Psychoanalytic Association*, 53, 83–102.

Lacan, J. (1931) 'Structure des Psychoses Paranoïaques', *Semaine des Hôpiteaux de Paris*, 7 July, 437–45.

Lacan, J., J. Lévy-Valensi and P. Migault (1931) 'Écrits "Inspirés": Schizographie', *Annales Médico-Psychologiques*, 2, 508–22.

Lacan, J. (1932) *De la Psychose Paranoïaque dans ses Rapports avec la Personnalité* (Paris: Seuil).

Lacan, J. (1933) 'Motifs du Crime Paranoïaque – Le Crime des Sœurs Papin', *Minotaure*, 3/4, pp. 25–8.

Lacan, J. (2001 [1938]) 'Les Complexes Familiaux dans la Formation de l'Individu' in J. Lacan and J.A. Miller (eds.) *Autres Écrits* (Paris: Seuil), pp. 23–84.

Lacan, J. (2006 [1945]) 'Logical Time and the Assertion of Anticipated Certainty – A New Sophism' in J. Lacan and J.A. Miller (eds.) *Écrits* (New York and London: W. W. Norton), pp. 161–175.

Lacan, J. (2006 [1947] 'Presentation on Psychical Causality' in J. Lacan and J.A. Miller (eds.) *Écrits* (New York and London: W.W. Norton), pp. 123–58.

Lacan, J. (2006 [1949]) 'The Mirror Stage as Formative of the Function of the I' in J. Lacan and J.A. Miller (eds.) *Écrits* (New York and London: W.W. Norton), pp. 75–81.

Lacan, J. (1953) 'Le Symbolique, l'Imaginaire et le Réel' in J. Lacan and J.A. Miller (eds.) *Des Noms-Du-Père* (Paris: Seuil), pp. 9–63.

Lacan, J. (1988 [1953–54] *The Seminar of Jacques Lacan, Book I: Freud's Papers on Technique* (New York and London: W.W. Norton).

Lacan, J. (1988 [1954–55]) *The Seminar of Jacques Lacan, Book II, The Ego in Freud's Theory and in the Technique of Psychoanalysis* (Cambridge: Cambridge University Press).

Lacan, J. (1993 [1955–56]) *The Seminar 1955–1956, Book III, The psychoses* (New York and London: W.W. Norton).

Lacan, J. (1994 [1956–57]) *Le Séminaire 1956–1957, Livre IV: La Relation d'Objet* (Paris: Seuil).

Lacan, J. (2006 [1956a]) 'The Situation of Psychoanalysis and the Training of Psychoanalysts in 1956' in J. Lacan and J.A. Miller (eds.) *Écrits* (New York and London: W. W. Norton), pp. 384–411.

Lacan, J. (1956b) 'Intervention sur l'Exposé de Claude Lévi-Strauss: "Sur les Rapports entre la Mythologie et le Rituel" à la Société Française de Philosophie le 26 mai 1956', *Bulletin de la Société française de Philosophie*, 48, 113–19.

Lacan, J. (2006 [1956c]) 'The Function and Field of Speech and Language in Psychoanalysis' in J. Lacan and J.A. Miller (eds.) *Écrits* (New York and London: W. W. Norton), pp. 197–268.

Lacan, J. (1994 [1956–57]) *Le Séminaire 1956–1957, Livre IV: La Relation d'Objet* (Paris: Seuil).

Lacan, J. (2006 [1957a]) 'Seminar on "the Purloined Letter"' in J. Lacan and J.A. Miller (eds.) *Écrits* (New York and London: W. W. Norton), pp. 11–48.

Lacan, J. (2006 [1957b]) 'The Instance of the Letter in the Unconscious or Reason since Freud' in J. Lacan and J.A. Miller (eds.) *Écrits* (New York and London: W. W. Norton), pp. 412–42.

Lacan, J. (1998 [1957–58]) *Le Séminaire 1957–1958, Livre V: Les Formations de l'Inconscient* (Paris: Seuil).

Lacan, J. (2006 [1958]) 'The Signification of the Phallus' in J. Lacan and J.A. Miller (eds.) *Écrits* (New York and London: W. W. Norton), pp. 575–84.

Lacan, J. (1958–59) *Le Séminaire 1958–1959, Livre VI: Le Désir et son Interprétation* (Unpublished seminar).

Lacan, J. (2006 [1959]) 'On a Question Prior to any Possible Treatment of Psychosis' in J. Lacan and J.A. Miller (eds.) *Écrits* (New York and London: W.W. Norton), pp. 445–88.

Lacan, J. (1992 [1959–60]) *The Seminar 1959–1969, Book VII, The Ethics of Psychoanalysis* (New York and London: W.W. Norton).

Lacan, J. (2006 [1960]) 'The Subversion of the Subject and the Dialectic of Desire in the Freudian Unconscious' Psychosis' in J. Lacan and J.A. Miller (eds.) *Écrits* (New York and London: W.W. Norton), pp. 671–702.

Lacan, J. (2006 [1961]) 'Remarks on Daniel Lagache's Presentation: "Psychoanalysis and Personality Structure"' in J. Lacan and J.A. Miller (eds.) *Écrits* (New York and London: W.W. Norton), pp. 543–74.

Lacan, J. (1961–62) *Le Séminaire 1961–1962, Livre IX, L'Identification* (Unpublished seminar).

Lacan, J. (2004 [1962–63]) *Le Séminaire 1962–1963, Livre X: L'Angoisse* (Paris: Seuil).

Lacan, J. (2005 [1963]) 'Introduction au Noms-du-Père' in J. Lacan and J.A. Miller (eds.) *Des Noms-du-Père* (Paris: Seuil), pp. 67–104.

Lacan, J. (1973 [1964]) *The Seminar 1964, Book XI, The Four Fundamental Concepts of Psycho-Analysis* (New York: Karnac).

Lacan, J. (1964–65) *Le Séminaire 1964–1965, Livre XII: Problèmes Cruciaux pour la Psychanalyse* (Unpublished seminar).

Lacan, J. (2001 [1965]) 'Hommage fait à Marguerite Duras, du Ravissement de Lol V. Stein' in J. Lacan and J.A. Miller (eds.) *Autres Écrits* (Paris: Seuil), pp. 191–7.

Lacan, J. (2006 [1966a]) 'Science and Truth' in J. Lacan and J.A. Miller (eds.) *Écrits* (New York and London: W.W. Norton), pp. 726–45.

Lacan, J. (2001 [1966b]) 'Présentation des Mémoires d'un Névropathe' in J. Lacan and J.A. Miller (eds.) *Autres Écrits* (Paris: Seuil), pp. 213–18.

Lacan, J. (2006 [1966c]) 'On my Antecedents' in J. Lacan and J.A. Miller (eds.) *Écrits* (New York and London: W.W. Norton), pp. 65–72.

Lacan, J. (2001 [1966d] 'Réponses à des Étudiants en Philosophie' in J. Lacan and J.A. Miller (eds.) *Autres Écrits* (Paris: Seuil), pp. 203–11.

Lacan, J. (1966–67) *Le Séminaire 1966–1967, Livre XIV, La Logique du Fantasme* (Unpublished seminar).

Lacan, J. (1967) *Petit Discours aux Psychiatres de Sainte-Anne* (Unpublished paper).

Lacan, J. (1967–68) *Le Séminaire 1967–1968, Livre XV, L'Acte Psychanalytique* (Unpublished seminar).

Lacan, J. (2001 [1968]) 'Allocution sur les Psychoses de l'Enfant' in J. Lacan and J.A. Miller (eds.) *Autres Écrits* (Paris: Seuil), pp. 361–72.

Lacan, J. (2001 [1969]) 'Note sur l'Enfant' in J. Lacan and J.A. Miller (eds.) *Autres Écrits* (Paris: Seuil), pp. 373–4.

Lacan, J. (1991 [1969–70]) *Le Séminaire 1969–1970, Livre XVII, L'envers de la Psychanalyse* (Paris: Seuil).

Lacan, J. (1970) 'Of Structure as an Immixing of an Otherness Prerequisite to Any Subject Whatever' in R. Macksey and E. Donato (eds.) *The Languages of Criticism and the Sciences of Man: The Structuralist Controversy* (Baltimore and London: John Hopkins Press).

Lacan, J. (1971–72) *Le Séminaire 1971–1972, Livre XIX,... Ou Pire* (Unpublished seminar).

Lacan, J. (1972a) 'Du Discours Psychanalytique' in Anonymous (ed.) *Lacan in Italia 1953–1978. En Italie Lacan* (Milan: La Salamandra), pp. 32–55.

Lacan, J. (1981 [1972b]) 'Séance extraordinaire de l'École Belge de Psychanalyse', *Quarto*, 5, 4–22.

Lacan, J. (1998 [1972–73]) *The Seminar of Jacques Lacan, Book XX, Encore* (New York and London: W.W. Norton).

Lacan, J. (1973) 'L'Étourdit' in J. Lacan and J.A. Miller (eds.) *Autres Écrits* (Paris: Seuil), pp. 449–95.

Lacan, J. (1974–75) *Le séminaire 1974–1975, Livre XXII, R.S.I* (Unpublished seminar).

Lacan, J. (1975) *Entretiens avec Jacques Lacan at Institut Français London* (Unpublished paper).

Lacan, J. (1975–76) *Le séminaire 1975–1976, Livre XXIII, Le Sinthome* (Paris: Seuil).

Lacan, J. (1976a) 'Conférences et Entretiens dans des Universités Nord-Américaines: Yale University, Kanzer Seminar, 24 novembre 1975', *Scilicet*, 6/7, 7–31.

Lacan, J. (1976b) 'Conférences et Entretiens dans des Universités Nord-Américaines: Yale University, 24 novembre 1975, Entretien avec des Étudiants, Réponses à leurs Questions', *Scilicet*, 6/7, 32–7.

Lacan, J. (1976c) 'Conférences et Entretiens dans des Universités Nord-Américaines: Yale University, Law School Auditorium, 25 novembre 1975', *Scilicet*, 6/7, 38–41.

Lacan, J. (1976d) 'Conférences et Entretiens dans des Universités Nord-Américaines: Columbia University, Auditorium School of International Affairs, 25 novembre 1975', *Scilicet*, 6/7, 42–52.

Lacan, J. (1976e) 'Conférences et Entretiens dans des Universités Nord-Américaines Massachusetts Institute of Technology, 2 décembre 1975', *Scilicet*, 6/7, 53–61.

Lacan, J. (1979) 'Joyce le Symptome II' in J. Lacan and J.A. Miller (eds.) *Autres Écrits* (Paris: Seuil), pp. 565–70.

Lacan, J. (2005 [1975–76]) *Le Séminaire 1975–1976, Livre XXIII: Le Sinthome* (Paris: Seuil).

Lacan, J. (1977) 'Ouverture de la Section Clinique', *Ornicar?*, 9, 7–14.

Lacan, J. (1982) 'Joyce le sinthome I', *L'Âne*, 6, 3–5.

Lévi-Strauss, C. (1949) *The Elementary Structures of Kinship* (Boston: Beacon Press).

Lévi-Strauss, C. (1958) *Structural Anthropology* (New York: Basic Books).

Lévi-Strauss, C. (1962) *The Savage Mind* (London: Weidenfeld and Nicolson).

Lysy, A. (2006) 'Joyce and the Name-of-the-Father' in Anonymous (ed.) *Scilicet of the Name-of-the-Father* (Paris: World Association of Psychoanalysis), pp. 68–70.

Lysy, A. (2008) 'The Body – in the Flesh', *Bulletin of the NLS*, 3, 17–21.

Masson, J.M. (1985) *The Complete Letters of Sigmund Freud to Wilhelm Fliess 1887–1904* (Cambridge and London: The Belknap Press).

Merleau-Ponty, M. (1945) *The Phenomenology of Perception* (London: Routledge and Kegan Paul).

Maleval, J.C. (1991) *Folies hystériques et Psychoses dissociatives* (Paris: Payot).

Maleval, J.C. (2000) *La Forclusion du Nom-du-Père* (Paris: Seuil).

Malone, K.R. and J.L. Roberts (2010) 'In the World of Language but not of It Lacanian Inquiry into the Subject of Discourse Psychology', *Theory and Psychology*, 20, 835–54.

Miller, J.A. (1979) 'Supplément topologique à la "Question Préliminaire"', *Lettres de l'EFP*, 2, 127–38.

Miller, J.A. (1993) 'Clinique ironique', *La Cause Freudienne*, 23, 7–13.

Miller, J-A. (1998) 'Psychose ordinaire et Clinique floue', Ornicar? Digital, 2. Available at: http://membres.multimania.fr/jlacan/ornicar/ornicardigital/Articles_d_Ornicar_digital/psychose_ordinaire_et_clinique_floue_Jacques_Alain_Miller_28998.htm [Accessed 1 October 2010].

Miller, J.A. (1999) 'Paradigms of Jouissance', *Lacanian Ink*, 17, 8–47.

Miller, J.A. (2001) 'The Logic of the Perceived', *Psychoanalytical Notebooks*, 6, 9–30.

Miller, J.A. (2002a) 'A Contribution of the Schizophrenic to the Psychoanalytic Clinic', *The Symptom*, 2. Available at: http://www.lacan.adamscom/contributionf.htm [Accessed 1 October 2010].

Miller, J.A. (2002b) 'Intuitions milanaises I', *Mental*, 11, 9–21.

Miller, J.A. (2003) 'Intuitions milanaises II', *Mental*, 12, 9–26.

Miller, J.A. (2004a) 'Introduction to Reading Jacques Lacan's Seminar on Anxiety', *Lacanian Ink*, 26, 6–67.

Miller, J.A. (2004b) 'L'invention psychotique', *Quarto*, 80/81, 6–13.

Miller, J.A. (2005) 'Notice de Fil en Aiguille' in J. Lacan (ed.) *Le séminaire 1975–1976, Livre XXIII, Le sinthome* (Paris: Seuil), pp. 199–247.

Miller, J.A. (2007a) 'Jacques Lacan and the Voice' in V. Voruz and B. Wolf (eds.) *The Later Lacan – An Introduction* (Albany: State University of New York Press), pp. 137–46.

Miller, J.A. (2007b) 'L'esp d'une Hallucination', *Quarto*, 90, 19–26.

Miller, J.A. (2007c) 'The Sinthome, a Mixture of Symptom and Fantasy' in V. Voruz and B. Wolf (eds.) *The Later Lacan – An Introduction* (Albany: State University of New York Press), pp. 55–72.

Miller, J.A. (2007d) 'Interpretation in Reverse' in V. Voruz and B. Wolf (eds.) *The Later Lacan – An Introduction* (Albany: State University of New York Press), pp. 3–9.

Miller, J.A. (2009) 'Ordinary Psychosis Revisited', *Psychoanalytical Notebooks*, 19, 139–67.

Miller, J.A. (2010) 'The Responses of the Real', *(Re)-turn – A Journal of Lacanian Studies*, 5, 9–31.

Mills, J. (2003) 'Lacan on paranoiac Knowledge', *Psychoanalytic Psychology*, 20, 30–51.

Milner, J.C. (2002) *Le Périple structural, Figures et paradigmes* (Paris: Seuil).

Muller, J.P. and W.J. Richardson (1982) *Lacan and Language* (Boston: International Universities Press).

Munro, A. (1999) *Delusional Disorder, Paranoia and Related Illnesses* (Cambridge: Cambridge University Press).

Naveau, P. (2004) *Les Psychoses et le Lien social – Le Noeud défait* (Paris: Anthropos).

Nobus, D. (2000) *Jacques Lacan and the Freudian Practice of Psychoanalysis* (New York: Routledge).

Parker, I. (2003) 'Jacques Lacan, Barred Psychologist', *Theory and Psychology*, 13, 95–115.

Parker, I. (2010) *Lacanian Psychoanalysis – Revolutions on Subjectivity* (London and New York: Routledge).

Pluth, E. (2007) *Signifiers and Acts – Freedom in Lacan's Theory of the Subject* (Albany: State University of New York Press).

Quintilian (1856) *Institutes of oratory*. Available at: http://honeyl.public.iastate.edu/quintilian/ [Accessed 15 May 2010].

Rabaté, J.M. (2001) *Jacques Lacan* (New York: Palgrave).

Ragland-Sullivan, E. (1986) *Jacques Lacan and the Philosophy of Psychoanalysis* (Urbana and Chicago: University of Illinois Press).

Roudinesco (1994) *Jacques Lacan* (New York: Columbia University Press).

Rümke, H.C. (1960) *Psychiatrie II: de Psychosen* (Amsterdam: Scheltema and Holkema).

Santiago, A.L. (2009) 'The Semblant and the Postiche Object', *Papers - Electronic Journal of the Action Committee of the School-One 2009–2010*, 1, 13–17.

Sauvagnat, F. (2000) 'On the Specificity of Elementary Phenomena', *Psychoanalytical Notebooks* [Online], 4, Available at: http://www.londonsociety-nls.org.uk/sauvagnat_phenomena.htm [Accessed 16 September 2010].

Schreber, D.P. (1903) *Memoirs of My Nervous Illness* (New York: New York Review of Books).

Shepherdson, C. (2008) *Lacan and the Limits of Language* (New York: Fordham University Press).

Skriabine, P. (2004) 'The Clinic of the Borromean Knot' in E. Ragland and D. Milovanovic (eds.) *Lacan: Topologically Speaking* (New York: Other Press), pp. 249–67.

Soler, C. (2008) *L'Inconscient à Ciel ouvert de la Psychose* (Toulouse: Presses Universitaires du Mirail).

Soury, T. (1982) 'Introduction aux dessins et schémas topologiques de Monsieur Lacan', *Quarto*, 5, 24–45.

Stasse, P. (2008) 'From the Drive to Object a', *Bulletin of the NLS*, 3, 36–41.

Stump, E. (2003) *Aquinas* (New York: Routledge).

Svolos, T. (2001) 'The Great Divide: Psychoanalytic Contributions to the Diagnosis and Management of Psychosis', *Lacanian Ink*, 18, 42–59.

Svolos, T. (2009) 'Ordinary Psychosis', *Psychoanalytical Notebooks*, 19, 79–82.

Thurston, L. (2004) 'Specious Aristmystic: Joycean Topology' in E. Ragland and D. Milovanovic (eds.) *Lacan: Topologically speaking* (New York: Other Press), pp. 314–27.

Tracy, D.K. and S.S. Shergill (2006) 'Imaging auditory Hallucinations in Schizophrenia', *Acta Neuropsychiatrica*, 18, 71–8.

Trichet, Y. (2011) *L'entrée dans la Psychose* (Rennes: Presses Universitaires de Rennes).

Van Haute, P. (2002) *Against Adaptation: Lacan's Subversion of the Subject* (New York: Other Press).

Vanier, A. (2011) 'The Object between Mother and Child' in L. Kirshner (ed.) *From Winnicott to Lacan* (New York: Routledge).

Vanheule, S., A. Lievrouw and P. Verhaeghe (2003) 'Burnout and Intersubjectivity: A Psychoanalytical Study from a Lacanian Perspective', *Human Relations*, 56, 321–39.

Vanheule, S. and P. Verhaeghe (2009) 'Identity through a Psychoanalytic Looking Glass', *Theory and Psychology*, 19, 319–411.

Vanheule, S. (2011) 'A Lacanian Perspective on Psychotic Hallucinations', *Theory & Psychology*, 21, 86–106.

Ver Eecke, W. (2006) *Denial, Negation, and the Forces of the Negative: Freud, Hegel, Lacan, Spitz, and Sophocles* (Albany: State University of New York Press).

Verhaeghe, P. (1999) *Does the Woman Exist? From Freud's Hysteric to Lacan's Feminine* (New York: Other Press).

Verhaeghe, P. (2001) *Beyond Gender: From Subject to Drive* (New York: Other Press).

Verhaeghe, P. (2002) 'Lacan's Answer to the Classical Mind/Body Deadlock: Retracing Freud's *Beyond*' in S. Barnard and B. Fink (eds.) *Reading Seminar XX* (Albany: State University of New York Press), pp. 109–40.

Verhaeghe, P. (2004) *On being Normal and other Disorders* (New York: Other Press).

Verhaeghe, P. (2009) *New Studies of old Villains. A Radical Reconsideration of the Oedipus Complex* (New York: Other Press)

Villagran, J.M. and G.E. Berrios (1996) 'A Descriptive Model of Delusion', *Neurology Psychiatry and Brain Research*, 4, 159–70.

Vinciguerra, R.P. (2010) 'The object Voice', *Psychoanalytical Notebooks*, 20, 41–9.

Vivona, J.M. (2009) 'Embodied Language in Neuroscience and Psychoanalysis', *Journal of the American Psychoanalytic Association*, 57, 1327–60.

Voruz, V. and B. Wolf (2007) *The Later Lacan – And Introduction* (Albany: State University of New York Press).

Zadeh, L.A. and J. Kacprzyk (1992) *Fuzzy Logic for the Management of Uncertainty* (New York: John Wiley and Sons).

Žižek, S. (1993) *Tarrying with the Negative* (Durham: Duke University Press).

索　引

I图式　I-schema　174-5

阿波罗，W.　Apollon, W.　72
阿奎那，T.　Aquinas, T.　83
阿拉茹阿宁，T.　Alajouanine, T.　12
阿卢什，J.　Allouch, J.　14-15, 172
阿特金森，J. R.　Atkinson, J.R.　84
埃斯基罗尔，E.　Esquirol, E.　81-2
埃伊，H.　Ey, H.　9, 20, 81, 84, 172
艾伦，P.　Allen, P.　81, 84
爱　Love　17-20, 28-30, 58-9, 64, 70, 86,90, 120, 143-5, 175
爱恨交织　*Hainamoration*　27-30, 60, 63, 107
爱梅　Aimée　2, 10, 13-21, 27-8, 30, 138, 140, 173
爱欲源区　Erogeneous zone　13
安齐厄，D.　Anzieu, D.　14, 172
案例演示　Case presentation　77, 86, 90, 92, 172
奥拉格尼耶，P.　Aulagnier, P.　127-8

巴迪欧，A.　Badiou, A.　37, 126
巴特勒，R. W.　Butler, R.W.　97
保证　Guarantee　42, 58, 98, 126, 130, 133-4, 136-7, 139, 145, 147, 155
爆发　Déclenchement　11, 76, 172
贝加拉，J.　Garrabé, J.　21, 25

贝里奥斯，G. E.　Berrios, G.E.　81, 96, 112

被动综合征　Passivity syndrome　9, 100-1

比利埃，L.　Billiet, L.　75, 167

编码现象　Code phenomena　91-5

辩证法　Dialectic　61, 102, 128

标点　Punctuation　36, 43-4, 47, 51, 88-9, 91-2

病态信念　Morbid belief　96

博洛米环　Borromean rings　156, 158-62, 166, 169

博洛米链环　Borromean link　157, 159-60, 162, 166, 170, 177

不容辩驳　Irrefutable　111-12, 116

不同的诊断分类　Differential diagnostic classification　161

不相信/怀疑　Disbelief　12, 30, 112

布拉夫，D. L.　Braff, D.L.　97

布勒伊勒，E.　Bleuler, E.　10, 100

步吕内，M.　Brüne, M.　69

部分对象　Partial object　4, 126-8, 131-3

查德，L. A.　Zadeh, L. A.　164

常态精神病　Ordinary psychosis　76

超我　Super-ego　18

超现实主义　Surrealist　21, 25, 163

朝向父亲　Father-version　162

承认　Recognition　24, 61-2, 119

冲动　Drive　2, 4, 29, 66, 88, 94, 125-6, 129, 131-3, 141-2, 152-3, 158

冲动满足　Drive gratification　4, 126, 152

冲突　Conflict　10-11, 14, 16, 18, 70, 74-6, 117

崇拜　Adoration　28-30

触发精神病发作　Triggering of a psychotic episode　76

传统　Convention　28-9, 36, 40, 69, 93, 167, 169, 170

创造性　Creativity　56

存在　Being　1, 4, 15, 17, 19, 23-4, 26-9, 42, 46, 54, 56-7, 59-61, 64, 68-9, 72, 77, 79, 85-6, 91-3, 96, 100, 107, 110-113, 115-18, 121, 125-3, 137-41, 143-7, 151-4, 166-8, 173

错误观念　Erroneous idea　96

达利，S.　Dali, S.　21, 25

大他者　Other　2, 24, 28, 34, 39-44, 49, 60,62-6, 71, 75, 79-80, 92-3, 103, 107, 114-22, 126-47, 162, 175-6

大他者的大他者　Other of the Other　126, 131, 134-5

大他者的分裂　Division of the Other　129, 133, 135, 138

大卫，A. S.　David, A. S.　82

代偿失调　Decompensation　76-9

代数学　Algebra　155

单词句　Holophrasis　108

单一/独特　Singular　4, 13, 80, 85, 148, 154, 163-4, 169-70

德·柯赛，M.　De Kesel, M.　175

德·克莱朗博，G. G.　De Clérambault, G. G.　2, 9, 11, 84, 100-3, 108, 140

德·索绪尔，F.　De Saussure, F.　3, 33, 35-7, 39-40, 46

德勒兹，G.　Deleuze, G.　50

第四纽结　Fourth knot　166, 169-70

动物行为学　Ethology　22

杜拉斯，M.　Duras, M.　142-4, 176

断裂句　Unfinished sentence　91-2

断奶情结　Weaning complex　22

对象　Object　125-48, 175-6

对象a　Object a　4, 105, 125-48, 152-3

对象性　Objectal　132, 134, 139-40, 147

多拉尔，M.　Dolar, M.　132

多伊奇，H.　Deutsch, H.　73

多元决定　Overdetermination　42

朵拉　Dora　146

俄狄浦斯　Oedipal　28, 50, 58, 61, 161-2

俄狄浦斯情结　Oedipus complex　22, 50, 57-8, 61,73, 79, 127

耳聋　Deaf　84

发明　Invention　4, 148

反讽　Ironic　142

反讽性　Ironical　23, 84, 110

返回　Retroaction　46

范霍勒，S.　Vanheule, S.　16, 21, 61, 81, 173

防御　Defense　18-20, 23, 67, 94, 99, 107, 141

仿似机制　As-if mechanism　73, 75

非肯定　*Non-Bejahung*　67-8

非主体位置　a-subjective position　143-6

分类诊断　Categorical diagnostics　165

分裂　Division　44, 85, 129-31, 133, 135,138

分裂的大他者　Divided Other　130

分裂的主体　Divided subject　129-30

分裂的主体　Division of subject　133

分析　Analysis　3, 9, 35, 89, 98, 167, 172, 174

分析家　Analyst　40, 45-6, 72-3, 161,163

芬克，B.　Fink, B.　46, 72, 175

粪便　Excrement　133

粪便　Scybalum　132-3

疯癫　Madness　24-5, 27, 30, 42, 45, 114,117-18, 143, 160-1

疯狂　Insane　27, 72, 146

疯狂的大他者　Mad Other　116, 118, 121-2

讽刺　Irony　51

否定　Negation　18

否定　*Verneinung*　18

弗莱希格　Flechsig　103, 106, 116, 140

弗莱希格医生　Dr. Flechsig　103, 106

弗里斯　Fliess　38, 174

弗洛伊德，S.　Freud, S.　2, 9, 14, 18-20, 30, 33-4,38, 42, 50-2, 57, 61, 66-7,
　78, 89, 91, 94, 98-9, 112, 120-1, 129, 131, 146, 161-2, 169, 173-4, 177

父亲　Father　3-4, 14, 22, 24, 50-1, 57-71, 73, 75-9, 81, 90-1, 93, 98, 100, 112-
　17, 121, 126, 135-9, 146-7, 151-2, 161-70, 174, 176

父亲的名义　Names-of-the-Father　135-7

父亲身份　Paternity　77, 90-1, 113-14

父性　Paternal　58-63, 66-70, 74-5, 91, 96, 100, 107, 115, 117, 135-6, 161, 167

复原　Resilience　119-20, 122

盖根，P. G.　Gueguen, P.G.　162-3

感觉的　Sensoria　10, 83-4

干预　Intervention　51, 80, 87, 122, 163, 165, 170

肛门　Anal　132-3, 139, 153

肛门冲动　Anal drive　133

格里格，R.　Grigg, R.　66

格式塔　Gestalt　22-3, 26, 74, 84

共时　Synchrony　41-3, 55

共时性　Synchronic　40-1

黑格尔，G. W. F.　Hegel, G.W.F.　28, 61

恨　Hate　19, 28-30, 58

后弗洛伊德　Post-Freudian　14

胡尔纳特，G.Hoornaert, G.　134

话语　Discourse　25, 37, 40, 44-9, 60, 69-70, 74, 76, 97, 102-4, 108, 110-111, 115, 121, 130, 135, 142-3, 161-2,167-70, 174

话语理论　Discourse theory　174

怀疑　*Unglauben*　112

幻觉　Hallucination　67, 81-7, 89-91, 95

幻觉性　Hallucinatory　66-7, 81-2, 86, 89,91, 95

幻想　Fantasy　71-2, 176

换喻　Metonymy　3, 10, 50-6, 100-8, 120, 166

换喻断裂形式　Rupture in metonymy　102-3, 107

混合主体　Inmixing of subjects　102

霍恩斯，D.　Hoens, D.　142

基于概念的实践　Conceptually-based practice　34

基于内容研究妄想的方法　Content-based approach to delusions　97

基元现象　Elementary phenomenon　101, 140

吉罗，P.　Guiraud, P.　20

嫉妒　Jealousy　14, 18-19, 28-30, 173

嫉妒享乐　Jealouissance　27-30, 60, 63

几何　Geometry　155

加塔利，F.Guattari, F.   50

家庭   Family   21-2

交流   Communication   48, 71, 93, 109-10, 121, 153

焦虑   Anxiety   12, 14, 38, 51, 59, 101, 105, 109, 127, 134, 175

劫持   Ravishing   4, 126, 142-6

结构（性）   Structural   3, 9, 33-51, 54, 56, 58, 91, 97-102, 108, 114, 137, 174

结构主义者   Structuralism   25

结扣点   Button tie   37, 44, 48, 53-5, 104, 106

解释   Interpretation   3, 14, 23, 27, 29, 40, 42, 51-2, 54, 57, 60, 64, 69, 75, 78-9, 80, 82, 93, 97-9, 114, 119, 122, 126-7, 133, 140-1, 145, 155, 160, 162, 166, 168

禁忌   Taboo   57, 60, 78-9

经院哲学   Scholastic   83

精神病   Psychosis   1-5, 9-30, 33-49, 50-1, 58-9, 64, 66-73, 75-7, 79-80, 81, 83-4, 90, 93-4, 96, 98, 100, 102-3, 106-8, 112-15, 120, 125-48, 151-7, 172-4, 176-8

精神病的心理因果性   Psychical causality of psychosis   25

精神病发作   Psychotic outbreak   10, 13, 26, 99

精神病器质说   Organogenesis of psychosis   13

精神病生物性模式   Biological models of psychosis   10-14

精神病学   Psychiatry   9, 11, 20, 79, 94, 96, 108, 110

精神分裂症   Schizophrenia   4, 21, 73, 110, 126,138, 140-2, 147

精神分析   Psychoanalysis   1-2, 9-10, 13-14, 20, 24, 33-4, 40, 49, 72, 80, 94, 127, 154, 161, 164, 174

精神分析家   Psychoanalyst   2, 25, 50-1, 80, 98-9, 122, 125, 127, 162, 171

精神衰弱   Psychasthenia   15

《精神障碍诊断与统计手册》   Diagnostic and Statistical Manual of Mental Disorders   97

竞争   Rivalry   29, 63

竞争性   Rival   28-9, 60, 63

镜子   Mirror   16, 21-30, 41, 60, 74, 107, 173

镜子阶段   Mirror stage   21-6, 28-30, 41, 74, 107

句段   Syntagm   39-40

句法　Syntax　36, 39
拒绝　Rejection　34, 67
具身语言　Embodied language　153
绝望　Despair　104, 141

卡茨普日克，J.　Kacprzyk, J.　164
卡坦，M.　Katan, M.　99, 102
科克斯-卡梅隆，O.　Cox-Cameron, O.　14-15, 19
科什纳，L. A.Kirshner, L. A.131, 162
科学　Science　37, 49, 119
科耶夫，A.　Kojève, A.　28, 61
克莱因，M.　Klein, M.　80, 131
克雷佩林，E.　Kraepelin, E.　25, 100
克雷奇莫　Kretschmer　10, 16
肯定　*Bejahung*　66-8, 71, 105, 136
口腔冲动　Oral drive　132-3
库斯涅雷克，M.　Kusnierek, M.　82
夸大　Grandeur　14, 19
夸大　Grandiosity　18
快乐　Pleasure　4, 125-6, 128-9, 139, 159, 175
快乐原则　Pleasure principle　128-9, 175
昆体良　Quintilian　51-2, 54
困惑　Perplexity　13, 69, 85, 89, 96, 101, 103, 110

拉贝特，J. M.　Rabaté, J.M.　161, 168
拉格兰德-沙利文，E.　Ragland-Sullivan, E.　33, 51
拉康，J.Lacan, J.　1-5, 9-30, 33-49, 50-80, 81-95, 96-122, 125-47, 151-70,
　　172-7
狼人　Wolf man　67
劳儿·V. 斯泰恩　Lol V. Stein　4, 10, 126
理查森，W. J.　Richardson, W.J.　61, 143-5
理解　Comprehension　11, 82
理解　Understanding　13, 40, 42, 44, 52, 61,82-5, 93, 98, 122, 153
理解　Understrand　159

理想自我　Ideal ego　23-4, 26-7, 33, 76

力比多活跃　Libidinous activity　132

历时的　Diachronic　39-40, 43, 52, 87

历时性　Diachrony　39, 41-2

利西，A.　Lysy, A.　132, 167

连接　Link　4, 36, 67, 97, 104, 107, 112, 118,154, 156-7, 159-60, 162, 166, 167, 169-70, 177

链环结　Linkknot　159

列维–斯特劳斯，C.　Lévi-Strauss, C.　3, 33, 51, 57, 147

另我　Alter-ego　28

卢迪内斯库，E.　Roudinesco, E.　9-10, 14-15, 155, 163

乱伦　Incest　60

伦理学　Ethics　164

罗伯特，J. L.　Roberts, J.L.　46

逻辑时间　Logical time　173

吕姆克尔，H. C.　Rumke, H.C.　110

马莱瓦尔，J. C.　Maleval, J.C.　66, 72, 81, 122, 170

马龙，K. R.　Malone, K.R.　46

麦卡尔平，I.　Macalpine, I.　99

满足　Satisfaction　4, 22, 29, 126, 128

芒罗，A.　Munro, A.　96

梅洛-庞蒂，M.　Merleau-Ponty, M.　2, 82-5, 95

梅森，J. M.　Masson, J.M.　38

萌发时刻　Fertile moment　26

梦　Dreams　39-40, 51, 70, 138, 153

米尔纳，J. C.　Milner, J.C.　36, 46

米尔斯，J.　Mills, J.　26

米勒，J. A.　Miller, J.A.　22, 37, 39, 47, 76, 81-2, 105, 127, 132-3, 135, 137, 142, 148, 152, 162-4, 170, 175-6

民族志　Ethnography　33

谋杀　Murder　93, 106-7, 110, 116, 139, 152

母亲大他者　(m)other　61-3, 68-9, 79, 115

母亲的　Maternal　58-61, 63, 66, 68

母亲的欲望　Maternal desire　58-61, 63, 68

母猪　Sow　86-7, 89

目光　Gaze　133, 139, 144-5

穆勒，J. P.　Muller, J.P.　61

内密的外部性　Intimate exteriority　110, 121

能述　Enunciation　135-6, 152-3

能述主体　Enunciating subject　48-9, 54, 56, 69, 75-6, 89, 106, 113

能指　Signifier　2-4, 33-49, 50-80, 81-95, 96-122, 125-37, 141-2, 146-7, 151-4, 157-8, 161, 165, 170, 176

能指链　Signifying chain　39-40, 42, 44-55, 70, 77, 81, 85-90, 93, 95, 100, 109, 111, 113, 120, 125-6, 130, 156

尼沃，P.　Naveau, P.　42, 170

凝缩　Condensation　28, 51-2

纽结　Knot　4, 144, 151-2, 154-78

纽结理论　Knot-theory　4, 154-7, 169, 176

诺布斯，D.　Nobus, D.　66

女人　Woman　15, 17, 64, 66, 70-1, 73-5,86-92, 116, 118, 143-6

女性化　Feminization　20, 99, 118

偶然　Contingence　27, 64, 113

帕克，I.　Parker, I.　46-7, 174

帕潘姐妹　Papin sisters　19

排出空无　Giving nothing　133

排除在外的第三人　Excluded third　144-6

偏执狂　Paranoia　138-40

偏执狂知识　Paranoid knowledge　27, 138

偏执性　Paranoiac　20, 138

瓢虫　Marienkafer　38-9, 41

迫害　Persecution　14, 18-19, 30, 131

普卢斯，E.　Pluth, E.　46

齐泽克，S.　Žižek, S.　139

祈灵冲动　Invocative drive　132-3, 153

弃绝　*Verwerfung*　67, 167

器官　Organ　65, 81, 153

器官动力学　Organo-Dynamism　9

牵连观念　Ideas of reference　14

前妄想阶段　Pre-delusional state　102, 104

乔伊斯，J.　Joyce, J.　4, 10, 126, 166-70

侵凌　Aggression　20

侵凌性　Aggressiveness　20

情感　Affect　86, 145

情结　Complex　4, 14-15, 18, 22, 29, 50, 57-8, 61, 73, 79, 127, 131, 155, 169

琼克希尔，L.　Jonckheere, L.　169, 174

让内　Janet　16

人格/个体　Personality　10-11, 13, 15-16, 45

人格解体　Depersonalization　14, 143

人类学　Anthropology　51

认识论　Epistemology　25, 170

认同　Identification　1-3, 9-30, 34, 62-3, 65-6, 68, 73-6, 78, 140, 142, 164, 173

荣格　Jung　23, 40, 98

乳头　Nipple　132-3

入侵　Intrusion　16, 22, 29-30, 112, 139

入侵情结　Intrusion complex　22, 29

三维度　Three-dimensional　151, 155, 157, 177

三叶结　Trefoil knot　156, 159-60, 162

三元（组）　Triangular　61, 144-8, 151, 154, 157,169, 176

色情狂　Erotomania　14, 17, 18-19, 30, 140

瑟斯顿，L.　Thurston, L.　168

上帝　God　23, 71-2, 91, 93, 99, 103-4, 106, 109, 111, 114-18, 139-40, 174

社会纽带/社会关系　Social bond　50, 57, 62, 110, 119, 121, 142, 146, 169

社会生活叙事　Social life narrative　74-6, 78-9, 90

身份　Identity　23, 26, 36, 46-8, 54, 56, 61-2, 64, 66, 68-71, 73-7, 79, 88-9, 90-

2, 95, 102, 106, 113-15, 120-1, 127, 133, 139, 142-3, 145, 151, 154, 167, 173-4, 176

身体　Body　23, 27, 29, 42, 44, 102, 104, 106-7, 109, 116-19, 128-31, 135, 137, 139, 141-2, 145, 153, 158-9, 168, 174, 176

神的启示/揭示　Revelation　72, 93, 109, 112, 138

神经症　Neurosis　4-5, 34, 44, 47-8, 64, 66,70-2, 75, 78, 81, 94, 128, 131,142, 144, 146-7, 161-4, 170

[生理]性别　Sex　64, 66

生命感　Sense of life　107, 114, 139

生殖　Procreation　64

声响/听起来　Sound　27, 35-7, 39, 41, 97, 104, 132-3

声音　Voice　91, 133, 135, 139-41

声音（性）　Vocal　36, 105, 153

声音化　Vocalization　105, 135

圣地亚哥，A. L.Santiago, A.L.132

圣状　Sinthome　155, 166-70

剩余享乐　*Plus-de-jouir*　134

剩余享乐　Remainder of jouissance　134

诗歌　Poetry　110

实存　Existence　42, 54, 59-60, 64-71, 73-4, 76-7, 79, 81, 88, 90, 96, 100, 105, 113

实存问题　Questions of existence　65, 67-71, 77, 81, 121-2, 136

实在　Real　2, 4-5, 67, 70-2, 77-9, 87-8, 90,113, 117, 126-32, 151-2, 154-5, 157-8, 162, 165-6, 168-70

施瑞伯，D. P.　Schreber, D. P.　91-4, 97, 99, 103-4, 106-7, 109-20, 122, 140-1, 165

事件　Event　10, 25, 34, 47, 58, 77, 82, 90, 96, 98, 101, 107, 144

视界冲动　Scopic drive　132-3, 139, 153

疏离　Estrangement　14, 77, 101, 103, 106, 110

数元　Matheme　37, 129-30, 133, 138, 155, 176

斯顿普，E.　Stump, E.　83

斯克里亚宾，P.　Skriabine, P.　157

斯塔森，P.　Stasse, P.　132-3

斯沃洛斯，T.　Svolos, T.　72, 161

死亡　Death　28, 56, 64, 70, 106-7, 128

算法　Algorithm　37

碎片化　Fragmentation　29

所述主体　Enunciated subject　48-9, 54, 56, 68-9, 71, 75-6, 88-91, 95, 113, 121

所指　Signified　35-8, 40-2, 45, 47-8, 52-6, 58-64, 68, 70, 74, 76, 78, 91, 93, 100, 104-7, 110, 114-15, 118-19, 121, 137, 141, 143, 152-3, 162, 166, 176

索莱尔，C.　Soler, C.　162, 176

索瓦尼亚特，F.Sauvagnat, F.101

太一父亲　A-father　77-8

太一父亲　One-father　78

特雷西，D. K.Tracy, D.K.　84

特里谢，Y.Trichet, Y.　102

特异性　Singularity　154

提取出对象a　Extraction object a　105

同性恋　Homosexual　18-20, 30, 173

投射　Projection　19-20, 34, 67-8, 99, 121, 133-4

图腾　Totem　57, 78

退行　Regression　21, 107

吞咽空无　Taking in nothing　133

脱离　Detachment　162

脱链的能指　Unchained signifier　86-7, 90, 95

拓扑学　Topology　127, 154-5

拓扑学退行　Topographical regression　107

瓦尼埃，A.　Vanier, A.　13

外在　Ex-sistence　157-8, 160, 177

外在的亲密性　Exterior intimacy　110-111, 121

万福，P.　Van Haute, P.42

妄想　Delusion　14, 16-19, 26, 71, 86, 96-103, 110-116, 121, 140

妄想性能指　Delusional signifier　116-18

妄想性隐喻　Delusional metaphor　4, 73, 96, 100, 106, 113, 115-19, 121-2, 140, 142

威沃纳，J. M.　Vivona, J. M.　153

韦·埃克，W.　Ver Eecke, W.　66

唯物主义　Materialism　3, 37-8, 42, 44-5, 47, 49,65, 97

维拉格兰，J. M.　Villagran, J. M.　112

为人父母　Parenthood　64

未分离出对象*a*　Non-separated object *a*　137

未提取出对象*a*　Non-extraction object *a*　105, 138, 147

文奇盖拉，R. P.　Vinciguerra, R. P.　132

稳定化　Stabilization　126, 142

沃尔夫，B.　Wolf, B.　67, 154

沃黑赫，P.　Verhaeghe, P.　16, 21, 66, 75, 98, 110,126, 135, 146, 173, 175

沃茹，V.　Voruz, V.　154

无法言说　Ineffability　104

无规则的大他者　Disregulated Other　114

无意识　Unconscious　3, 17-18, 20, 37-40, 42,46, 49, 51-2, 63-73, 76, 79, 87,
94, 99, 122, 130, 138, 147, 151, 153-4, 158, 167

无意识的殉道者　Martyr of the unconscious　72, 79

无意识构形　Formation of the unconscious　138, 153

无语　Wordlessness　105

误认　Misrecognition　26-7, 30

西印度人　West Indian man　77

系统（性）　Systemic　2, 4, 143, 157, 160-1, 169-7

下交叉点　Overstrand　159

现实　Reality　4, 21, 25, 27, 35, 47, 49, 66,75-6, 81-2, 84, 89, 94, 96-8, 109,
120, 132, 134-5, 137, 139-41, 143, 146, 151-2, 159-62, 165-70

现象学　Phenomenology　45, 82

相似者　Semblable　22, 28-9, 129

相信　Belief　12, 33, 37, 59-60, 82, 96-7, 109, 112, 134, 136-7, 140, 146-7,
152, 159-62, 167-8

享乐　Enjoyment　24, 28-9, 88, 125, 147

享乐　Jouissance　4, 28, 88, 125-48, 152-4, 157-8, 162-3, 166, 169-70, 175-6,
180

享乐剩余　Surplus of jouissance　134

想象界　Imaginary　2-5, 9-30, 33-5, 37, 44, 58, 60-1, 63, 68, 72-9, 84, 107, 110,
114-16, 119-20, 127, 129, 141, 151-2, 154-5, 157-8, 160, 164-6, 168-70, 172-3

象征　Symbolic　3-5, 27, 29, 33-5, 44, 50-1, 60-3, 65, 67-9, 71-2, 74, 76-8, 89,

91, 95-6, 107, 113-16, 121, 125-8, 130-2, 134-6, 138, 140-3, 151-2, 154-5, 157-8, 160-2, 165-70, 176

谢吉尔，S. S.　Shergill, S.S.　84

谢泼德森，C.　Shepherdson, C.　126

谢萨，L.　Chiesa, L.　59

心理动力学　Psychodynamic　9, 47

心理自动性　Mental automatism　9, 13, 42, 100-3, 112-13

心智理论家　Theorists of mind　69

新词　Neologism　28, 93, 108, 152, 159

信念行动　Act of faith　12, 26, 109, 136, 147, 161

信息　Message　43-4, 48, 53, 55, 62, 71-2,75, 87-95, 105, 119, 152-3

信息现象　Message phenomena　91-5

形式语言　Formal language　155, 159

形象　Image　1-2, 16-18, 22-4, 26-30, 35, 38-9, 41, 44, 51, 83, 88, 118, 132-3, 145, 147, 159, 173, 175

性（关系）　Sexuality　11, 70, 145

性别的　Sexual　10, 64-5, 69, 71-2, 79, 113, 118, 145-7

性倒错　Perversion　128

压抑　Repression　5, 18, 52, 70-1

雅克布逊，R.　Jakobson, R.　3, 33, 39-41, 51-2, 55

雅斯贝尔斯，K.　Jaspers, K.　10, 98

亚当斯，C. C.　Adams, C. C.　154, 156

亚里士多德　Aristotle　164

呀呀儿语　*Lalangue*　152

呀呀儿语　*Llanguage*　152-4, 158

阉割　Castration　67

言语　Speech　1, 34-49, 51-6, 69, 75, 82, 86-9, 92-105, 108-14, 120, 122, 130-1, 133, 135-6, 152-4

言在　*Parlêtre*　152

言在　Speakingbeing　152, 154

扬弃　*Aufhebung*　117-18, 127

阳具　Phallus　20, 58, 60, 62-5, 174-5

阳具性　Phallic　63-5, 67-71, 75-6, 90, 114, 118, 151

一致性　Consistency　33, 96, 106-7, 114, 119-20, 126, 131, 135, 141-2, 145-6,

157-8, 163, 165, 167-9

一种方言（指呀呀儿语） Thetongue　152

伊波利特，J. Hyppolite, J.　66

移置 Displacement　51-2

以案例为导向的方法 Case-oriented approach　47

异化 Alienation　26, 41, 75

异族通婚 Exogamy　60

抑郁 Depression　14

抑制 Inhibition　14, 101

意象 Imago　23

意义 Meaning　11, 14, 16, 21, 28, 33, 36-40, 43-4, 48, 53-5, 59, 67-8, 72, 86-9,
91-4, 105-6, 110-111, 130, 136, 138, 145, 151-2, 158, 160, 162, 165-9

意指 Signification　35-6, 39, 42-5, 49, 51, 54-5, 60, 63, 71, 75, 82, 85, 87-93,
95, 100, 102, 104-5, 109, 111, 131, 133, 136, 153

癔症 Hysteric　146

因果性 Causality　2, 21, 25, 172

隐喻 Metaphor　4, 24, 50-1, 54-62, 65-70, 73-5, 96, 100, 106, 110, 113-22,
140, 142, 155, 159, 161, 166, 176

隐喻化 Metaphorization　3, 4, 34, 50, 57-9, 117-18, 121

应对 Coping　107, 119, 146

影射 Allusion　28, 33, 54, 59

语言 Language　1, 3-4, 25, 33, 35-42, 44-6, 48-50, 52, 54, 56, 79, 93-4, 100-
2, 104, 108-9, 114, 125-6, 130-2, 134-5, 141-2, 152-5, 157-9, 164, 169-70,
173, 175 Law, 17, 27, 34, 50, 60-2, 71, 75, 78, 117-18, 121, 128, 136, 151

语言学 Linguistics　33, 35-6, 44, 46, 50, 54, 56, 65, 100, 102, 105, 108, 154

欲望 Desire　29, 58-63, 65-6, 68-71, 75-6, 79, 107, 114-15, 131, 133-4, 136-
7, 141-3, 145-8, 151, 175

欲望 Lust　28-9, 175

元视角 Meta-perspective　27, 112

原父 Primordial father　78

原因 Cause　11, 14, 21-7, 34, 50, 65, 87, 102, 134, 137, 140, 172

早发性痴呆 Dementia praecox　89

早发性经验 Praecox experience　110

障碍 Disorder　9-30, 79, 114, 165, 172

诊断　Diagnosis　96, 161, 164-5, 167

正常　Normality　128, 134, 147, 161

证明　Testimony　72, 110

症状　Symptom　1, 4, 11, 15, 20, 37, 39, 64-5, 70-3, 76, 79-80, 89, 94, 96, 138, 153, 159-61, 164, 166, 169-70

知觉　Perception　3, 19, 35, 66, 81-5, 94, 97, 99, 174

知觉的　Perceptual　81-2

知觉物　Perceptum　83-7, 145

知觉者　Percipiens　83-6, 145

知识　Knowledge　13, 24-7, 40, 45, 67, 119, 138, 140, 158, 165

指涉　*Bedeutung*　46

指涉　Referent　46

治疗　Treatment　1, 3, 11–13, 20, 34, 64, 70, 72, 77, 80, 83-4, 106, 108, 115, 118, 126, 134, 160-1, 165

主奴辩证法　Master-slave dialectic　61

主体　Subject：享乐～ of jouissance　127-33, 138；能指～ of the signifier　106, 127-8, 134, 141

主体–大他者关系　Subjet-Other relationship　34

主体性　Subjectivity　1, 4, 34, 43-4, 46-54, 56, 64-5, 69, 71-3, 76, 78, 80, 87, 90, 92, 96, 100, 106-7, 111, 113, 122, 130, 137, 154-5, 162, 173

转移　Transference　37, 51, 54

自恋　Narcissism　60

自恋性　Narcissistic　21, 28

自名　Autonym　108-10, 112-13

自名言语元素　Autonymous speech element　109

自我　Ego　2, 16, 18, 20-4, 26-30, 33, 40, 44, 63, 66, 76, 78, 85, 112, 120, 130, 152, 167-8, 170, 175

自我病理学　Self-pathology　162

自我惩罚性偏执狂　Self-punishing paranoia　17, 30

自我创造的人　Self-made man　168

自我主义　Mihilism　27

阻抗　Resistance　19-20

罪犯　Criminal　75

图书在版编目（CIP）数据

拉康式精神病主体 / (比) 斯蒂恩·范霍勒著；
贺罡译. --上海：上海三联书店, 2025. 3.--ISBN
978-7-5426-8786-9

Ⅰ. R749

中国国家版本馆CIP数据核字第20252KQ138号

拉康式精神病主体

［比］斯蒂恩·范霍勒（Stijn Vanheule）　著

贺　罡 译

责任编辑 / 苗苏以

特约编辑 / 邹　荣

封面设计 / 闷　仔

内文制作 / 史英男

责任印制 / 姚　军

责任校对 / 王凌霄

出版发行 / 上海三联书店

　　　　（200041）中国上海市静安区威海路 755 号 30 楼

邮　　箱 / sdxsanlian@sina.com

联系电话 / 编辑部：021-22895517

　　　　　发行部：021-22895559

印　　刷 / 上海盛通时代印刷有限公司

版　　次 / 2025 年 3 月第 1 版

印　　次 / 2025 年 3 月第 1 次印刷

开　　本 / 889mm×1194mm　1/32

字　　数 / 185 千字

印　　张 / 7.375

书　　号 / ISBN 978-7-5426-8786-9/R·146

定　　价 / 58.00 元

如发现印装质量问题，影响阅读，请与印刷厂联系：021-37910000。